叶橘泉临证实用方剂

叶橘泉　编著

U0335437

中国中医药出版社

·北京·

图书在版编目(CIP)数据

叶橘泉临证实用方剂/叶橘泉编著．—北京：中
国中医药出版社，2015.5（2020.4 重印）
（叶橘泉医集）
ISBN 978－7－5132－2420－8

Ⅰ.①叶… Ⅱ.①叶… Ⅲ.①方剂学 Ⅳ.①R289

中国版本图书馆 CIP 数据核字(2015)第 033702 号

中 国 中 医 药 出 版 社 出 版
北京经济技术开发区科创十三街31号院二区8号楼
邮政编码　100176
传真　010 64405750
三河市同力彩印有限公司印刷
各地新华书店经销

*

开本 710×1000　1/16　印张 16.25　字数 214 千字
2015 年 5 月第 1 版　　2020 年 4 月第 3 次印刷
书　号　ISBN 978－7－5132－2420－8

*

定价 55.00 元
网址　www.cptcm.com

如有印装质量问题请与本社出版部调换（010 64405510）
版权专有　侵权必究
社长热线　010 64405720
购书热线　010 64065415　010 64065413
微信服务号　zgzyycbs
书店网址　csln. net/qksd/
官方微博　http://e. weibo. com/cptcm
淘宝天猫网址　http://zgzyycbs. tmall. com

《叶橘泉医集》丛书编委会

主　编　叶加南
副主编　马永华　陶沙燕　叶雨今
编　委　叶加南　马永华　陶沙燕　叶雨今
　　　　叶庭兰　叶建南　叶晓南

丛 书 前 言

叶橘泉先生是中国近现代中医药发展史上的重要人物之一，祖籍为浙江省吴兴县（现湖州市）。他年轻时随吴兴名医张克明学医，以后一边在家乡开业行医，一边参加上海恽铁樵中医函授学校的学习。1935 年，39 岁的叶橘泉先生受聘于苏州国医专科学校，任中医学讲师，同时在苏州挂牌行医。1949 年以后，叶橘泉先生历任江苏省中医院院长、江苏省中医研究所所长、南京中医学院副院长、南京药学院副院长等职。

叶橘泉先生在其一生的临床诊疗中善于使用经方，积累了很多成功的经验。例如从他发表的 165 例医案中可以分析出，他共使用方次 220 次，其中使用经方原方 75 次，经方与其他方合方 55 次（经方与经方合方 43 次，经方与后世方合方 12 次），经方加味方 51 次，后世方 39 次。由此可见，叶橘泉先生在诊疗中既侧重经方原方，又不乏使用经方与经方及其他方合方，同时也不薄时方。

叶橘泉先生还是采用现代数理统计方法来研究经方疗效的第一人。他认为中医学是实用之学术，绝不是纸上谈兵式的研究所能成功的。证候之鉴别、病型之断定、药物之疗效等均在于临床之探讨，用实验统计之方法归纳其特点才可以说是科学方式的研究。1935 年他率先提出"整理中国医药必须开设有病房的医院进行临床研究"，主张建立设备完善的医院，根据临床观察和病历记载，统计治疗成绩，并将成果公开发表，教授给青年医师。这种学术观点推动了当时中医的发展。

1939 年，当时堪称国内领先的拥有病房的正规中医院"苏州国医医院"成立后，时任该院医务主任的叶橘泉先生带领其他多名学有专长的医师进行了中医药疗效的统计工作，即采用表格形式进行分析统计。他将自己使用中医"经方"后的 132 个病例进行了 11 个角度的统计研究（在医治结果之总统计表里，有效率达到 93%，其中痊愈者 62%，有一定疗效者 31%），实现了以统计来核定经方疗效的目的。

1988 年，年逾九旬的叶橘泉先生在"坚持中医特色，把握辨证施治"一文中仍继续强调"方证学"是中医学的灵魂和根。他认为具有上千年历史的仲景经方已被众多医家证实其具有科学性及临床的可操作性和规范性，因此，让中医更科学而不虚玄的首要任务就是"方证"的"规范化"。

　　叶橘泉先生亦十分关注从辨证应用角度对本草学的研究。他不但写有大量关于中药的研究论文，主张统一中药名称，并不断对各种中药进行考证。他提倡改良制剂以提高有限的中药资源的利用率。他率领研究小组进行了"精简处方组合""定型方剂及小剂量研究"等临床实验，很早就建议人工种植一些重要的药用植物。1960 年，他研究开发出能够替代名贵中药的 202 种冷门草药应用于临床，为中药的可持续发展做了很多工作。

　　"人不能与草木同腐"，"要用小跑步走完人生"，这是叶橘泉先生终生"身体力行之"的信条。叶橘泉先生一生行医不息，著书不止。在给后人留下的卷帙浩繁的著作后面，跃动着的是叶橘泉先生对中医药事业矢志不渝的至爱情怀。

　　我们整理出版《叶橘泉医集》丛书为的是将叶橘泉先生的临床经验和学术体系完善地保存和继承下来，这对于振兴祖国中医药事业，推广普及中医药知识具有现实而深远的意义。本丛书不仅对中医药专业人员有重要的参考价值，而且对西医师及爱好中医药的人士也有很大的参考价值。

　　《叶橘泉医集》丛书在策划、整理、编辑、出版的过程中得到了中国中医药出版社的大力支持和悉心指导。《叶橘泉医集》丛书编委会全体人员尽心竭力，精工细琢。这一切使《叶橘泉医集》丛书得以如期出版。在此一并谨致诚挚的谢意。

叶加南

2013 年 8 月

编 辑 的 话

叶橘泉先生——"方证药证"学说临床家

叶橘泉先生（1896—1989 年），中国科学院学部委员（现称院士）、一级教授。"方证药证"学说倡导者、实践者，杰出的中医经方临床家、教育家、中药学家。

叶橘泉先生早在 20 世纪 20 年代就首次提出了"方证学"的概念，此后他不断地向中医界呼吁"应该重视中医方证学的研究"。从他的经方临床研究成果中可以看出，他不但具备临床经方家的一般特性，而且有他自己独到的学术思想和风格。他认为："中医的主要特色是辨证论治，以及辨症求'证'，论治施'方'，方证相对，疗效卓著。"他提出的"方证学"，是现代经方研究史上的一次重大突破。

在中华中医药学会主办的"全国经方论坛"上，诸多与会专家们认为：叶橘泉先生作为"方证药证派"的代表，与"脏腑经络派"的代表刘渡舟先生、"谨守病机派"的代表胡希恕先生，构成中国现代伤寒学术史上的三座高峰。

叶橘泉先生一生著作颇丰，至 93 岁辞世时，先后编著出版 44 册著作，并发表了 500 多篇文章。最近，中国中医药出版社经过全面整理，归纳出叶先生的学术著作主要包括"医话三书""方证三书""药证三书"：其中"医话三书"包括《叶橘泉方证药证医话》《叶橘泉临证直觉诊断学》《叶橘泉点滴经验回忆录》；"方证三书"包括《叶橘泉近世国药处方集》《叶橘泉经方临床之运用》《叶橘泉临证实用方剂》；"药证三书"包括《叶橘泉现代实用中药》《叶橘泉实用经效民间单方》《叶橘泉食物中药与便方》。

随着时间的推移，叶橘泉先生关于"方证学"的理论和实践已为越来越多的人所认同。只要大家能熟练掌握这种"方证学"，中医必将出现新的鼎盛时期，当今全世界悄然兴起的中医热就是证明。叶先生在大半个世纪为中医发展而奔走呼号、身体力行、充满艰辛的一页将永远留存在我国中医学的史册中。

今天我们整理出版《叶橘泉医集》，为的是将其宝贵经验和学术体系完整地保存下来，同时也为了让后继者永远怀念他。他的学术生命将在一代又一代后学者的血液中延续。

刘观涛

2013 年 12 月

叶橘泉临证实用方剂总目录

临证实用方剂

使祖国固有的医学和药物加以充分的发挥，以合实用，这是在卫生医学事业上的重大贡献，真值得重视和表扬！愿益加发挥，俾有裨于广大人民的健康利益。

叶橘泉先生新著医药方书属题

李济深

1951 年 10 月

前　言

什么叫"方剂"？"方剂"是导源于"汤液"的。相传伊尹制"汤液"，闻有《汤液经》的著作，但其书已不可考。只有仲景《伤寒论》和《金匮要略》二书，可说是集古代"方剂"的大成。这些古方，或称为"经方"，实为"方剂"的鼻祖。其次为《小品方》《外台秘要》《千金方》等，也概称为古方。自宋以后诸方，则称为"后世方"，亦称"时方"。方剂的种类有"汤液""醇醴""丸""散""膏""丹"等。"汤液"即近世的"浸出剂""煎出剂"等。"醇醴"等于"酒剂"（酊几）。"膏剂"即"流膏"（越几斯）。丹、丸、散剂，等于片剂、丸剂、粉剂。这是各依其适应证而调制成各种形式，取其便利服用，以及利于效用的发挥而已。因为中药是"生药"，生药内所含成分是很复杂的，目前还不能一一分析化验。但是分析研究，目的是在求知。而综合研究，目的是在应用。即使将来一一分析而彻底明了各药所含的成分，但是那时综合的应用，似乎仍有研究的必要，例如由鸦片中分析而得的"吗啡""可待因"等，各有它的作用与疗效，但鸦片酊的应用，仍不失它的价值。至于方剂，由数种药物组成，尤具复合的效用，古称君、臣、佐、使、相须、相使等，当有"协同"或"拮抗"等作用，调剂在里面。我们感到中药的应用，往往因配伍的关系而改变其方向，例如桂枝汤本方为和表（恶风发热有汗）剂，若加重芍药而配伍饴糖，则为和里（虚寒腹痛）之方。麻黄汤原为发汗剂，麻黄加术汤则变为利尿剂了，麻黄附子细辛汤则又用为镇痛剂了。古方中类似情况举不胜举。所以我们研究方剂，应以经方为主，后世方为辅。不过自古迄今方剂多至不可胜数。本书只取《伤寒论》《金匮要略》所集之经方，以及宋代的《太平惠民和剂局方》与日本汉方医家常用之方剂汇为一篇。唯整个方剂应用于临床时，设非平时熟读，即使记忆力极强之人，仍不易完全记忆其中药物的配伍，故不得不编成歌诀，以便诵读。一般识中医药之浅当者，辄谓"读几首汤头歌诀以应付治病"云云。不错，这本汤头歌诀，确实为中医临床最实用、最便捷的工具。化学家范凤源著有《中医药物化学及其生理作用》一书，他尊称汪切庵汤头歌诀是"医药名著"，我和他颇有同感。本书中有许多歌诀，移自汪著，因这些歌诀较普遍而且实用，便于阅读者的记习。不过现在中医要科学化，方剂的应用也需与时代配合，所以本书方剂的主治项尽量改用现代病名。本书与《现代实用中药》同样是类似桥梁工作的尝试，因为筚路蓝缕，牵强不妥之处定多，希望读者随时指正，以便再版时改正。

1951 年新中国第 2 届国庆日

叶橘泉识于苏州

目 录

13

19

21

凡　例

（1）编制本书的动机，原为诸同学学习科学诊断时作参考，配合运用中药方剂而编的。

（2）本书选辑方剂，古方（《伤寒论》《金匮要略》《千金方》《外台秘要》等）239方，后世方（俗称时方，即宋代的《太平惠民和剂局方》及金、元、明、清诸家与日本汉方医家常用之方剂）222方，共计461方。

（3）本书之方剂，采用歌诀方式。因著名方剂药物的配伍，具有相须、相使的作用，若专记各药的功效，临证时随意杂凑成方，绝无运用整个方剂的效果，此在中医临床家中，当有同感，故编成歌诀，熟读记诵，以便临证应用。

（4）本书方剂的歌诀，凡见于汪讱庵汤头歌诀者，根据原韵移载于本篇，不另编制，以免重读之劳。因汪氏歌诀体例较实用，且其书较普遍。其余概为著者所编制，陈修园虽曾有经方歌诀之作，惜其歌诀方名不显于句首，即使读熟后，在临床时不易立即读出，故不得不另行编制。

（5）本书各方剂的主治及应用，尽可能采用现代医学的病名，但仍须依据古代经验的证候为适应证，因中药方剂的治疗，主在某病中的症状为对象故。

（6）本书各方剂中所有药物分量并非全依古方的斤、两、铢、分折合，曾参考日本汉方医学会编订之《经验处方学》所订正的公分制重行订之。为适应中医药界习惯起见，可将公分折合市平换算，每公分约合市平三分。

（7）本书未附辑"效用索引"及"治疗病类索引"，依据现代医学疾病的分类。但是中医中药治疗多为辨证施治，古方书的记载也多为证候名而非病名，现在把古方剂应用于现代治疗，不得不假定其症状纳于各系统病类之中，以便检查。

（8）应用方剂进行治疗，究属综合的，对于整个个体发生补偏救弊的作用而生疗效。故有许多方剂，有效于此病，若其证候相同，亦可奏效于彼病，例如"鸡鸣散"有效于"脚气"，又可治"肾炎"。"桃核承气汤"既可治"高血压"，又可治"胎盘残留"，并可用于上部充血性"目疾""头痛""癫狂"等。读者可以触类旁通，灵活应用。

（9）本书所编歌诀，因编者未曾研究韵学，只取顺口而已，往往平仄不调，望读者见谅。

（10）本书所编方剂，除将仲景经方全部收列外，也收有后世有效名方。限于篇幅，不及广为搜罗，请读者原谅，还望多提意见，以便他日增订。

（11）本书所列方剂，虽各有来历，有各方治验记载，但编者本人未曾一一验证。为对读者负责起见，特于编者曾经用过的方剂，以及须审慎使用的方剂后加以括弧，用以说明。

（12）因时代变迁，书中部分病名、药名等未能与时俱进，其一是为了保持图书原貌，其二当今病名未必能与其一一对应，特此说明。

第一部　古方类之一　分类方剂

桂 枝 汤 类

桂枝汤　桂枝麻黄各半汤　桂枝二麻黄一汤

桂枝二越婢一汤　桂枝加芍药汤　桂枝加大黄汤

桂枝加桂汤　桂枝加附子汤　桂枝去芍药加皂荚汤

桂枝加葛根汤　桂枝加龙骨牡蛎汤　桂枝加黄芪汤

瓜蒌桂枝汤　桂枝加厚朴杏子汤　桂枝去芍药汤

桂枝去芍药加附子汤　桂枝附子汤　桂枝去桂加术附汤

桂枝新加汤　桂枝去桂加苓术汤　桂枝甘草龙骨牡蛎汤

1. 桂枝汤（《伤寒论》）

【桂枝汤治汗恶风　芍药甘草姜枣同】

组成：桂枝、芍药、生姜、大枣各 6g，甘草 3g，水 600mL，煎至 200mL，去渣，一日三回分服，覆被取微汗出为度。

主治：太阳中风，阳浮而阴弱，阳浮者热自发，阴弱者汗自出，啬啬恶寒，淅淅恶风，翕翕发热，鼻鸣干呕者。

病者头痛发热，汗出恶风，手足虽温，稍露之则冷，覆之则温，浑身热，微烦而又憎寒，上冲者。

凡急性传染病、流行性感冒等之前驱期，尤其如体虚弱之感冒患者，怕风寒，发热，头痛，骨节酸楚，而有汗者，或寒冷腹痛，神经痛，风湿痛者。又用于伤寒及斑疹伤寒之初发期等。（本方应用适当，效果可靠）

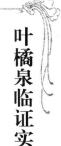

2. 桂枝麻黄各半汤（《伤寒论》）

【桂麻相合名各半　太阳如疟此方通】

组成： 桂枝 4g，芍药、生姜、甘草、麻黄、杏仁、大枣各 2.5g，水 600mL，煎至 200mL，一日三回温服。

主治： 太阳病，得之八九日，如疟状，发热恶寒，热多寒少，其人不呕，清便欲自可，一日二三度发，脉微缓者，为欲愈也。脉微而恶寒者，此阴阳俱虚，不可更发汗、更下、更吐也。面色反有热色者，未欲解也，以其不能得小汗出，身必痒，宜桂枝麻黄各半汤。

寒热往来，如疟非疟，或疟疾热多寒少，当先其时温服，覆被卧，一汗而愈。或痘疹热气如灼，表郁难见点，或见点稠密，而风疹交出。或痘起不胀，喘咳咽痛。其他如发风疹而痒者宜之。

用于麻疹痘疮之初期。（本方略有抗疟作用）

3. 桂枝二麻黄一汤（《伤寒论》）

【桂二麻一形如疟】

组成： 桂枝 5g，芍药、生姜、大枣各 4g，麻黄、杏仁各 2g，甘草 3g。

主治： 寒热往来，每日两次发作者，发热恶寒，汗出不解。

4. 桂枝二越婢一汤（《伤寒论》）

【桂二越一肢体痛】

组成： 桂枝、芍药、生姜、麻黄、炙甘草各 3g，大枣 4g，石膏 30g。

主治： 风湿痛，初起发寒发热，脚挛急而上冲，肢体疼重挛痛，或走注肿起疼痛。

5. 桂枝加芍药汤 (《伤寒论》)

【腹满时痛加芍药】

组成： 桂枝、生姜、大枣各 6g，甘草 3g，芍药 9g。

主治： 桂枝汤证，而腹满时痛，下利后重，肠炎型流感，里急后重，结肠炎，腹肌拘挛。

6. 桂枝加大黄汤 (《伤寒论》)

【大实之痛加大黄】

组成： 桂枝、生姜、大枣各 6g，甘草 3g，芍药 6g，大黄 3g。

主治： 桂枝汤证而有积滞者，消化不良，宿食，腹痛而呕者。

7. 桂枝加桂汤 (《伤寒论》)

【上冲剧甚更加桂】

组成： 桂枝汤方加重桂枝为 9g。

主治： 上冲奔豚。

凡生平有时发头痛，每发时一二日或四五日。甚者呕逆，绝饮食，恶药气，每逢阴天两日，欲头痛者。

8. 桂枝加附子汤 (《伤寒论》)

【汗漏恶风加附子】

组成： 桂枝汤方加附子 1.5g。

主治： 桂枝汤证汗多而恶风，脚挛急而肢酸，或肢节微痛，身体痛而不能自转侧者。

9. 桂枝去芍药加皂荚汤 (《备急千金要方》)

【痰涎去芍加皂荚】

组成： 桂枝汤方去芍药加皂荚（猪牙皂）1g。

主治：桂枝汤证而胸满咳唾浊痰甚多者。胸中热，而吐涎沫，或咳者。小儿平日垂涎者，或流涕，或为中风涎潮，而口鼻间及腮赤者。

气管炎及支气管炎，久咳不已，支气管扩张蓄脓症。

（皂荚能催吐，施用宜慎）

10. 桂枝加葛根汤（《伤寒论》）

【项背几几葛根里】

组成：桂枝汤方加葛根 6g。

主治：桂枝汤证而有项背拘急者。

11. 桂枝加龙骨牡蛎汤（《金匮要略》）

【遗精失眠脐动悸　桂加龙牡有殊功】

组成：桂枝汤方加龙骨、牡蛎各 10g。

主治：桂枝汤证，神经衰弱，脐下悸动，遗精失眠。禀赋薄弱之人，身体羸瘦，面无血色，身常有微热，四肢倦怠，口唇干燥，小腹弦急，胸腹动甚者。常服此方甚效。

妇人心气郁结，胸腹动甚，寒热交作，经行常愆期，多梦惊惕，鬼交漏精，身体渐瘦，似痨瘵；孀妇、室女，情欲妄动而不遂者，多有此证，宜此方。

桂枝汤证，夜尿症，心悸亢进，神经异常兴奋，腹部悸动亢进，遗精，失眠。

12. 桂枝加黄芪汤（《金匮要略》）

【黄汗加芪柔痉蒌】

组成：桂枝汤方加黄芪 6g。

主治：桂枝汤证而自汗、盗汗多者。

13. 瓜蒌桂枝汤 (《金匮要略》)

组成：桂枝汤方加天花粉（瓜蒌根）4.5g。

主治：太阳病，其证备，身体强壮，脉反沉迟，此为痉，本方主之。（东洞吉益曰：此方当有葛根）

桂枝汤证而渴者。

14. 桂枝加厚朴杏子汤 (《伤寒论》)

【喘家厚朴杏子兼】

组成：桂枝汤方加厚朴 2g，杏仁 6g。

主治：桂枝汤证兼胸满微喘而咳者；气管炎及支气管炎喘息者。又用于老年人支气管炎之喘咳。

15. 桂枝去芍药汤 (《伤寒论》)

【脉促胸满桂去芍】

组成：桂枝汤方去芍药。

主治：桂枝汤证而不拘挛者，胸满无拘挛之症。

16. 桂枝去芍药加附子汤 (《伤寒论》)

【恶寒去芍加附子】

组成：桂枝去芍药汤方加附子 1.8g。

主治：桂枝去芍药汤证而恶寒者。

（按：以上系桂枝汤原方加减，故为桂枝汤类）

17. 桂枝附子汤 (《伤寒论》)

【桂枝附子附三枚　风湿烦疼体重痉】
【上冲脉浮不呕渴　去芍加附轻重别】

组成：桂枝去芍药汤方中加附子 4.5g。

主治：风湿，痛风，高血压，四肢冷感，恶寒者。

脑出血用本方或乌头桂枝汤加大黄、棕榈叶有奇效。

18. 桂枝去桂加术附汤（《金匮要略》）

【小便自利大便硬　桂附去桂加术煎】

【此方又名术附汤　金匮风湿病篇见】

组成： 附子4.5g，白术6g，生姜4.5g，甘草3g，大枣6g。

主治： 风虚头重苦眩，不知食味及风湿流注，微毒痛风，等等。

19. 桂枝新加汤（《伤寒论》）

【桂枝新加汤名显　身疼脉迟痞且呕】

【生姜人参与芍药　汗后津伤效堪羡】

组成： 桂枝汤方内芍药、生姜各加至9g，人参6g。

主治： 发汗后呈轻度脱水症状，同时心脏亦呈衰弱之象。

20. 桂枝去桂加苓术汤（《伤寒论》）

【桂枝去桂加苓术　水停心下满微痛】

【小便不利水毒蓄　去桂当系去芍误】

组成： 桂枝汤方去桂枝（或去芍药），加茯苓、白术各4.5g。

主治： 桂枝汤证，小便不利，有水气，心悸，胃内停水，胸满微痛者。

21. 桂枝甘草龙骨牡蛎汤（《伤寒论》）

【桂甘龙牡四味全　胸腹悸动冲迫痉】

组成： 桂枝6g，甘草、龙骨、牡蛎各3g。

主治： 火逆下之，因烧针烦躁者，本方主之。又用于神经衰弱，心悸，动惕，急迫，冲逆者。（本方效果可靠）

22. 桂枝人参汤（《伤寒论》）

【桂枝人参姜术草　水泻痞撑表证兼】

组成：桂枝、甘草各 6g，白术、人参、干姜各 4.5g。

主治：下利，心下痞硬，体倦，汗出恶风，小便不利，急迫，胸中痹而上冲者。

23. 桂枝去芍药加蜀漆龙骨牡蛎救逆汤（《伤寒论》）

【桂枝龙牡救逆汤　去芍加入蜀漆匡】
【悸动惊狂烦不寐　疟疾冲逆效彰彰】

组成：桂枝汤方去芍药，加蜀漆 4.5g，龙骨 6g，牡蛎 8g。

主治：寒热或疟疾，失眠，惊悸，动惕不安。惊痫性歇斯底里。（本方可靠）

24. 桂枝芍药知母汤（《金匮要略》）

【桂枝芍药知母汤　麻附术防甘草姜】
【历节疼痛傀儡肿　短气头眩欲吐将】

组成：桂枝 6g，芍药 4.5g，甘草、麻黄各 3g，生姜、白术各 7.5g，知母、防风各 6g，附子 2g。

主治：慢性关节炎肿痛，或淋毒性关节炎，关节肿，欲成脓者。此方以毒凝关节畸形肿痛为目的。又关节肿起如木瘿，两足微肿，因疼痛而上逆，为头晕干呕者。又用于腰痛，鹤膝风，风毒肿痛，历节风痛，挛急，头眩，温温欲吐。痘疮贯脓不足，而过期不结痂，憎寒身热，一身疼痛而脉数者，余毒欲成痈者。（本方效著）

25. 黄芪桂枝五物汤（《金匮要略》）

【黄芪桂枝五物汤　芪芍桂枝枣生姜】
【血痹不仁风瘫痪　养血和卫卓效方】

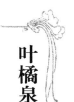

组成：黄芪、芍药、桂枝各 4.5g，生姜 9g，大枣 6g。

主治：桂枝汤证而呕，身体不仁，不急迫者。麻痹由于营养障碍而起者。贫血，末梢性麻痹不仁，或半身不遂之轻症。（本方颇佳）

26. 桂枝茯苓丸（《金匮要略》）

【桂枝茯苓桃芍丹　妇人瘕瘤衄血擅】

组成：桂枝、茯苓、桃仁、芍药、牡丹皮等分为丸。

主治：胎死腹中，以及产后胎盘残留，恶露停滞，或月经闭阻，小腹胀满，或代偿性月经，头痛，鼻衄，以及行经期腹痛，头重，腹中拘挛，冲逆悸惕。尤其是子宫炎及子宫附属器之炎症，或由于子宫内膜炎引起，子宫实质炎，子宫周围炎，卵巢炎，喇叭管炎，以及月经不顺之诸种障碍，月经困难，流产后出血不止者。子宫筋肿，腹膜炎，打扑症，痔核，睾丸炎等。（本方效确）

27. 桂枝生姜枳实汤（《金匮要略》）

【胸痛痞逆呕或痛　桂枝生姜枳实安】

组成：桂枝、生姜各 7.5g，枳实 4.5g。

主治：心下悬痛，胃弛缓停饮胃中，胸满上逆，胃痛呕吐，以及慢性胃炎，吐水饮，不受药汤者。

28. 桂枝甘草汤（《伤寒论》）

【汗多心悸叉手冒　桂枝甘草功自然】

组成：桂枝 6g，甘草 3g。

主治：生产不快，或子死腹中，以及发汗过多，而体液亡失，上冲急迫，心悸亢进，有热无寒状者。

29. 桂姜草枣黄辛附子汤（《金匮要略》）

【桂姜草枣黄辛附　恶寒逆冷喘咳扶】

【痰饮胁腹挛痛急　温养营卫阴阳和】

组成：桂枝、生姜、大枣各 4.5g，甘草、麻黄、细辛各 3g，附子 2.1g。

主治：上冲头痛，喘咳，身体疼痛，恶寒甚者。老人痰饮，入冬辄发，胸背胁腹挛痛。乳岩，痰核，翻花疮（癌）时时出血。

麻 黄 汤 类

麻黄汤　麻黄加术汤　小青龙汤

小青龙加石膏汤　大青龙汤　麻杏石甘汤

越婢汤　越婢加术汤　越婢加术附汤

越婢加半夏汤　麻黄附子细辛汤　麻杏薏甘汤

麻黄附子甘草汤　麻黄连翘赤小豆汤　古今录验续命汤

射干麻黄汤　厚朴麻黄汤　麻黄升麻汤

甘草麻黄汤　半夏麻黄丸　麻黄醇酒汤

30. 麻黄汤（《伤寒论》）

【麻黄汤是桂杏甘　寒热无汗咳嗽喘】

组成：麻黄、杏仁各 6g，桂枝 4.5g，甘草 2g。

主治：头痛发热，身疼，腰痛，恶风无汗而喘。

流行性感冒，喘息咳嗽，身热无汗。风湿性关节痛，腰痛。肠伤寒，斑疹伤寒，猩红热之初期。又用于感冒引起的支气管炎，喘息，百日咳。（本方效著）

31. 麻黄加术汤（《金匮要略》）

【若因湿家身烦疼　麻黄加术服之安】

组成：麻黄汤方加术（茅术）3g。

主治：急性风湿性关节炎，或孕妇浮肿，身重烦热，寒湿，身体烦疼，无汗，恶寒发热者。山行冒瘴雾，或入窟穴中，或于居室浴堂，诸湿气、热气郁闷处，晕倒气绝者。可连服大剂，并治碳酸中毒。（本方效可靠）

32. 小青龙汤（《伤寒论》）

【小青龙汤治水气　喘咳呕哕渴利慰】
【姜桂麻黄芍药甘　细辛半夏兼五味】

组成：麻黄、芍药、干姜、甘草、桂枝、细辛各 4g，五味子 4.5g，半夏 6g。

主治：水气溢饮，喘咳，上冲头痛，发热恶风，或干呕、咳嗽，遇寒必发，痰成水样泡沫者。

支气管炎及喘息，急性流行性肾炎，关节炎，百日咳，肺炎，湿性肋膜炎。对结膜炎亦有相当功效。（本方应用适当，效果可靠）

33. 小青龙加石膏汤（《金匮要略》）

【再加石膏平喘咳　水饮烦躁脉弦寻】
组成：小青龙汤方加石膏 15g。
主治：肺胀喘咳，发热，多吐白沫者。小青龙汤证而烦热甚者。

34. 大青龙汤（《伤寒论》）

【大青龙汤桂麻黄　杏草石膏姜枣藏】
【太阳无汗兼烦躁　风寒两解此为良】

组成：麻黄 9g，杏仁 6g，甘草、桂枝各 3g，生姜、大枣各 4.5g，石膏 15g。

主治：伤寒脉浮紧，头痛身疼，恶寒发热，不得出汗，烦躁扰乱不安，服之一汗而凉。喘息咳嗽，或身疼恶风寒者；麻疹脉浮，汗不出而烦躁者；急性气管炎，肺炎初期，急性肾炎，急性眼结膜炎之刺激症状强烈者；丹毒，紫斑病，急性关节炎，血压亢进症，周身发痒

如虫行之夜发症；斑疹伤寒，猩红热，脉浮紧者。（可靠）

35. 麻杏石甘汤（《伤寒论》）

【麻杏石甘一同煎　汗出而喘热渴痉】

组成： 麻黄、杏仁各 6g，石膏 15g，甘草 3g。

主治： 喘而急迫，白汗或不汗，咳而烦渴者，或喘咳不止，面目浮肿，咽干口燥，或连咳胸痛，太息呻吟，声如拽锯，鼻流清涕，心下痞塞，巨里动如奔马者。肺痈发热咳嗽，脉浮数者，加桔梗更佳。

凡支气管炎，支气管喘息，百日咳，剧烈咳而成阵者；白喉，有烦渴喘咳之证者；喘息，小儿之风邪喘咳。亦有报告用于睾丸炎、痔核等有效。（本方效颇著）

36. 越婢汤（《金匮要略》）

【杏易枣姜名越婢　风水浮肿效如仙】

组成： 麻杏石甘汤方中去杏仁，加生姜、大枣各 4.5g。

主治： 腰以上肿，风水，其证恶风，一身悉肿，脉浮不渴，肩背以上汗自出，小便黄，目下肿，腹鸣，身重难行，正卧则咳，肺胀，皮水。

水肿性脚气病，喘息性浮肿，小便不利，汗自出，脉浮，疮毒内攻，肾炎，水肿，以及因沐浴而起的风邪久咳者。

37. 越婢加术汤（《金匮要略》）

【越婢加术治肾炎　浮肿脚气湿疹痉】

组成： 越婢汤方加白术 6g。

主治： 皮肤一身面目悉肿。

急性肾炎，水肿性脚气病，脚软弱，湿疹，急性结膜炎，急性关节炎。

38. 越婢加术附汤 (《金匮要略》)

【越婢术附脚气肿　小便不利恶寒兼】

组成：越婢汤加白术 6g，炮附子 6g。

主治：水肿，恶风，骨节重，或两脚不仁。

39. 越婢加半夏汤 (《金匮要略》)

【越婢加夏治呕逆　痰饮喘息目如脱】

组成：越婢汤方加半夏 9g。

主治：越婢汤证，咳而上气，呕逆，喘渴欲饮水，或身体恶风寒而呕者。肺胀，喘而气急，久嗽而喘，喘甚烦躁，鼻翼鼓扇，脉浮且大。(以上诸方均可靠)

40. 麻黄附子细辛汤 (《伤寒论》)

【麻附细辛脉沉紧】

组成：麻黄 6g，细辛 5g，附子 3g。

主治：老人虚弱者之感冒，气管炎及肺炎，咳嗽痰喘，头痛恶寒，脉沉细，全身无力，或背啬啬恶寒，欲咳而不能，或无痰，嗜卧，默默无声者。又治风湿痛，三叉神经痛。(效果颇好)

41. 麻杏薏甘汤 (《金匮要略》)

【麻杏薏甘风湿餐】

组成：麻黄 3g，杏仁 6g，薏苡仁 6g，甘草 3g。

主治：孕妇浮肿，咳嗽，喘息，急迫，肌肉或关节风湿痛，拘挛，能旺盛血行，驱逐风湿病毒；肺痈初起，恶寒息迫，咳嗽不止，面目浮肿，浊唾臭痰，胸痛者，慢性支气管扩张，蓄脓症。

42. 麻黄附子甘草汤 (《伤寒论》)

【麻黄附子甘草汤　少阴脉沉水气藏】

组成：麻黄、甘草各6g，附子3g。

主治：麻黄甘草汤证，恶寒而身微痛，脉微细，但欲寐者。

43. 麻黄连翘赤小豆汤 (《伤寒论》)

【麻黄连翘赤小豆　杏草桑皮枣生姜】

【瘀热发黄疥癣陷　喘咳肿满是奇方】

组成：麻黄、连翘、生姜、甘草、大枣、桑白皮各6g，杏仁9g，赤小豆30g。

主治：流感性黄疸，皮肤病性肾炎，全身瘙痒，发热，喘咳，肿满，发黄。(本方效颇著)

44. 古今录验续命汤 (《金匮要略》)

【古今录验续命汤　疯麻瘫痹不痛痒】

【麻杏石甘参归合　川芎桂枝与干姜】

组成：麻黄、桂枝、当归、人参、石膏、干姜、甘草各9g，川芎3g，杏仁12g。

主治：贫血性神经末梢麻痹，偏枯初期，以及产后着寒，身体痹痛，或肌肉风湿痛。风湿性项背拘急，恶寒，腰部酸痛，咳嗽。

45. 射干麻黄汤 (《金匮要略》)

【射干麻黄辛味夏　紫菀款冬合枣姜】

【咳而上气喘息病　喉中水鸡声效彰】

组成：射干5g，麻黄、生姜、五味子、大枣各6g，细辛、紫菀、款冬花各4g，半夏9g。

主治：哮喘咳逆，喉中如水鸡声，湿性气管炎，百日咳，肺炎病

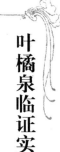

人体壮实者。（经验上有著效）

46. 厚朴麻黄汤（《金匮要略》）

【厚朴麻黄用干姜　杏仁辛味半夏襄】

【石膏小麦同煎服　哮喘气逆卓效方】

组成：厚朴、杏仁、半夏各6g，五味子、麻黄各4g，干姜、细辛各3g，石膏20g，小麦30g。

主治：喘息，上气，而无表证者；胸满，喉中不利，有水鸡声者。

47. 麻黄升麻汤（《伤寒论》）

【麻黄升麻归芍姜　芩桂术草玉竹藏】

【石膏黄芩天冬合　此疑后人依附方】

组成：麻黄、知母、芍药、黄芩、玉竹各6g，升麻、当归各3g，天冬、桂枝、茯苓、甘草、白术、生姜各2.5g。

主治：咽喉痛，咳唾脓血，下利，手足厥冷，脉沉细。

（编者按：此方药味杂乱，不像仲景原方，其效果恐不可靠）

48. 甘草麻黄汤（《金匮要略》）

【甘草麻黄治里水】

组成：甘草6g，麻黄9g。

主治：腰以上浮肿，面目更甚，脉浮，喘而急迫。

49. 半夏麻黄丸（《金匮要略》）

【半夏麻黄喘呕方】

组成：半夏、麻黄等分为丸，每日服9g，三回分服。

主治：喘而呕。

50. 麻黄醇酒汤（《金匮要略》）

【喘而发黄兼身痛　麻黄醇酒酒煎汤】

组成：麻黄9g，黄酒煎服。

主治：流感性黄疸，风湿病，发黄身痛，而兼喘息者。

四 逆 汤 类

四逆汤　四逆加人参汤　茯苓四逆汤
通脉四逆汤　通脉四逆加猪胆汁汤　白通汤
白通加人尿猪胆汁汤

51. 四逆汤（《伤寒论》）

【四逆汤中姜附草　吐利厥冷脉细沉】

组成：甘草9g，附子、干姜各4.5g。

主治：急性热病，体温低落，脉搏沉微，手足厥冷，身体疼痛，下利清谷及霍乱吐泻，或大汗出，心脏猝衰者。（效果颇著）

52. 四逆加人参汤（《伤寒论》）

【或益人参名参逆　亡血亡津痞硬行】

　组成：四逆汤方加人参7g。

主治：霍乱或胃肠炎，吐泻脱水，心下痞硬者，或失血过多，心脏衰弱，脉微，手足冷而汗出者。

53. 茯苓四逆汤（《伤寒论》）

【厥烦悸瞤再加茯　方名茯苓四逆汤】

　组成：茯苓10g，甘草、干姜、人参各5g，附子4g。

主治：四逆加人参汤证而心悸肉瞤者。下利而小便不利，慢惊，搐搦，烦躁，怵惕，心悸亢进，浮肿者。

54. 通脉四逆汤（《伤寒论》）

【四逆倍姜名通脉　脉微欲绝此方良】

组成：附子、甘草各 5g，干姜 8g。

主治：四逆汤证而吐利甚，腹痛或干呕，咽痛，汗出如珠，脉微欲绝者。

55. 通脉四逆加猪胆汁汤（《伤寒论》）

【通脉再加猪胆汁　阴盛格阳脱绝将】

组成：通脉四逆汤方加猪胆汁 15mL。

主治：通脉四逆汤证而干呕，烦躁不安，慢惊风危笃者，此方有效。

56. 白通汤（《伤寒论》）

【白通姜附与葱白】

组成：葱白四枚，干姜、附子各 4g。

主治：下利腹痛，厥冷而头痛者。

57. 白通加人尿猪胆汁汤（《伤寒论》）

【或加人尿胆汁襄】

组成：白通汤方加童便、猪胆汁各 20mL。

主治：白通汤证而厥逆烦躁者，霍乱（胃肠炎）大吐泻，脉绝，心下膨满，烦躁。

附子汤类

附子汤　真武汤　甘草附子汤　干姜附子汤　附子粳米汤

58. 附子汤（《伤寒论》）

【附子汤里有人参　真武除姜本方成】

【少阴背寒身体痛　悸动痞硬服之宁】

组成： 附子 4g，茯苓、芍药各 10g，白术 14g，人参 7g。

主治： 下利腹痛，身体痛或麻痹痛，恶风寒，心下痞，悸动者。风湿病，神经痛，慢性加答儿性胃肠炎，小便不利，心下痞硬或动悸腹痛，以及肾结核，肋膜炎等。

59. 真武汤（《伤寒论》）

【真武汤壮肾中阳　茯苓术芍附生姜】

【少阴腹痛有水气　悸眩瞤惕保安康】

组成： 茯苓 12g，芍药、生姜、白术各 10g，附子 4g。

主治： 食后即直趋下利，夜间利更甚，中腹冷，或恶寒，倦怠，舌苔黑，喜热饮，小便如油，或休息痢，下白色黏液，虚寒者。（效果可靠）

60. 甘草附子汤（《伤寒论》）

【甘草附子桂术增　风湿掣痛不得伸】

【恶风汗出身微肿　利尿定痛效如神】

组成： 甘草 7g，附子 4g，白术 20g，桂枝 10g。

主治： 风湿性关节炎，剧痛，手不可触近者。（本方有效）

61. 干姜附子汤（《伤寒论》）

【中寒干姜附子汤　心腹冷痛是奇方】

组成： 干姜、附子各 4g。

主治： 暴中风冷，久积痰水，心腹冷痛，霍乱吐利，一切虚寒证。

62. 附子粳米汤（《金匮要略》）

【附子粳米夏草枣　雷鸣切痛呕吐宗】

组成：附子、甘草各 4g，粳米 16g，半夏 7g，大枣 10g。

主治：胃弛缓下垂，胃癌之初期，呕吐翻胃，结核性腹膜炎，神经性肠痉挛，肠蠕动不安之疼痛而腹时鸣者，腹痛肠鸣疝痛，胸胁逆满，等等。

泻 心 汤 类

泻心汤　大黄黄连泻心汤　半夏泻心汤

生姜泻心汤　甘草泻心汤　附子泻心汤

黄连汤　黄连解毒汤　三黄石膏汤

栀子金花汤　干姜黄芩黄连人参汤

63. 泻心汤（《金匮要略》）

【泻心汤内用三黄　吐血衄血是奇方】

组成：大黄 6g，黄连、黄芩各 3g。

主治：急性胃肠炎，胸闷呕吐，下利腹痛，烦热口渴，吐血，衄血，高血压，脑充血，等等。

64. 大黄黄连泻心汤（《伤寒论》）

【此方若将黄芩去　大黄黄连泻心汤】

组成：大黄 6g，黄连 3g。

主治：急性胃肠炎，十二指肠及胆道炎，黄疸，急性结膜炎，眼目赤肿，齿龈炎，口腔炎，口舌生疮，大便秘结，小便色赤而热涩，咯血，吐血，衄血，血压亢进而便秘有热者。（应用适当，功效颇好）

65. 半夏泻心汤（《伤寒论》）

【半夏泻心黄连芩　干姜甘草与人参】

【大枣和之治虚痞　法在降阳而和阴】

组成：半夏 9g，黄芩、干姜、人参、甘草、大枣各 6g，黄连 3g。

主治：胃肠炎，不问急慢性。呕吐下利，痞闷，腹中肠鸣，干呕，等等。

66. 生姜泻心汤（《伤寒论》）

【再加生姜名亦尔　干噫食臭水气鸣】

组成：半夏泻心汤方加生姜 9g。

主治：胃弱，消化不良，食滞，干噫或吞酸，嘈杂，恶心痞闷，等等。（此方效果可靠）

67. 甘草泻心汤（《伤寒论》）

【原方加重甘草量　方名甘草泻心汤】

组成：即半夏泻心汤之甘草加重为 9g。

主治：半夏泻心汤证而急迫甚者。又胃溃疡亦适用之。

68. 附子泻心汤（《伤寒论》）

【附子泻心用三黄　寒加热药以维阳】

【痞乃热邪寒药治　恶寒加附始相当】

组成：大黄 6g，黄芩、黄连、附子各 3g。

主治：泻心汤证而恶寒嗜卧者，老人食滞闷瞀，晕倒不省人事，心下满，四肢冷，面白，额汗，脉伏者。

老人胃炎，痞阳，大便不通者。

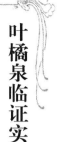

69. 黄连汤（《伤寒论》）

【黄连汤内用干姜　半夏人参甘草藏】

【更用桂枝兼大枣　寒热平调呕痛忘】

组成：黄连、甘草、干姜、人参、桂枝、大枣各5g，半夏10g。

主治：胃部停滞压重感，食欲不振，腹痛，呕吐，口臭，心烦发热、痞闷者。急性胃炎及肠炎。（经验上有确效）

70. 黄连解毒汤（《外台秘要》）

【黄连解毒汤四味　黄柏黄芩栀子备】

【躁狂大热呕不眠　吐衄斑黄均可使】

组成：黄连3g，黄芩6g，黄柏7g，栀子9g。

主治：急性热病，吐血，咯血，衄血，下血，崩漏，狂乱喜笑，热淋，血淋，尿出痛不可忍，等等。

本方有消炎退热作用，凡充血性疾患，如胃肠炎、脑充血、输卵管炎、膀胱炎等，诸炎症充血之精神不安、烦闷、小便赤者。（本方止咯血效果甚著）

71. 三黄石膏汤（后人加味方）

【若云三黄石膏汤　再加麻黄及淡豉】

【此为伤寒温毒盛　三焦表里相兼治】

组成：黄连解毒汤方加麻黄3g，淡豆豉9g，石膏20g。

主治：急性传染性疾患，如出血性麻疹、斑疹、鼻衄等，以及诸热病之炎症出血，均适用之。

72. 栀子金花汤（后人加味方）

【栀子金花加大黄　清肠泄热真堪奇】

组成：黄连解毒汤方加大黄6g。

主治：黄连解毒汤证而便秘者。（经验上凡咯血有热而便秘者，本方有卓效）

73. 干姜黄芩黄连人参汤（《伤寒论》）

【干姜芩连人参汤　寒格更逆与吐下】

【入口即吐心下痞　心胸郁热反胃尝】

组成：干姜、黄芩各 4g，黄连 2g，人参 3g。

主治：卡他性胃炎，胸闷呕吐，心下痞，胃部有炎症渗出物，膨满不思食，欲呕吐。（本方效果颇可靠）

厚 朴 汤 类

厚朴七物汤　厚朴三物汤　厚朴生姜半夏甘草人参汤

74. 厚朴七物汤（《金匮要略》）

【厚朴七物枳实黄　桂甘姜枣合成方】

【干呕腹满头痛热　急性胃肠炎良方】

组成：厚朴 10g，甘草、大黄各 4g，大枣、桂枝各 3g，枳实、生姜各 7g。

主治：急性胃肠炎，下利后重，腹痛，胀满，发热，呕吐，或便秘不通者。（效果颇著）

75. 厚朴三物汤（《金匮要略》）

【厚朴三物大黄枳　小承倍朴异其方】

【胸满腹痛大便秘　先煮朴实后煮黄】

组成：厚朴 10g，枳实、大黄各 5g。

主治：肠炎下利，里急后重，积滞腹满，腹痛便秘，肠阻塞，胃部发炎，心下满痛，呕吐者，或大便不通，心下坚满。

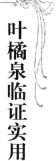

76. 厚朴生姜半夏甘草人参汤（《伤寒论》）

【痞满虚痛胀且呕　厚朴姜夏草参汤】

组成：厚朴、生姜各7g，半夏9g，人参3g，甘草5g。

主治：慢性胃炎及胃扩张，胸腹胀满而呕者。

胃虚呕逆，痞满不食，腹膨胀，或噫气吞酸。（应用适当，效颇好）

承 气 汤 类

大承气汤　小承气汤　三化汤　调胃承气汤
桃仁承气汤　抵当汤　抵当丸　大黄附子汤
走马汤　紫圆　备急丸　麻子仁丸　三物白散
小陷胸汤　大陷胸汤　大陷胸丸　大黄硝石汤
大黄甘遂汤　大黄甘草汤　大黄䗪虫丸　下瘀血汤

77. 大承气汤（《伤寒论》）

【大承气汤用芒硝　枳实大黄厚朴饶】

【救阴泄热功偏擅　急下阳明有数条】

组成：大黄5g，厚朴10g，枳实、芒硝各10g。

主治：急性热病之便秘，以及伤寒第一周，便秘，口干舌燥焦裂者，高热神昏谵语，而大便不下者。肥胖人之高血压，细菌性痢疾，初起腹痛甚，而频迫，下利不畅者。脚气冲心及精神狂癫病，而大便秘者。

78. 小承气汤（《伤寒论》）

【小承气汤朴实黄　谵狂痞硬上焦强】

组成：厚朴7g，大黄、枳实各5g。

主治：大承气汤证而腹部尚未坚硬者。

79. 三化汤（后人加味方）

【益以羌活名三化　中风闭实可消详】

组成：小承气汤方加羌活 7g。

主治：卒中后之便秘者，因慢性便秘而头痛。（本方效颇佳）

80. 调胃承气汤（《伤寒论》）

【调胃承气硝黄草　甘缓微和将胃保】

【不用朴实伤上焦　中焦燥实服之消】

组成：大黄 10g，甘草、芒硝各 7g。

主治：胃肠自家中毒之荨麻疹，以及热病便秘而谵语者，或咽喉肿痛，口舌生疮，其人因便秘而冲逆，齿龈肿痛，口臭，目赤，头疼，高血压。

81. 桃仁承气汤（《伤寒论》）

【桃仁承气五般具　甘草硝黄并桂枝】

【热结膀胱小腹胀　如狂蓄血最相宜】

组成：桃仁 10g，桂枝 8g，大黄 6g，芒硝 5g，甘草 3g。

主治：高血压，脑充血，便秘头痛，龈肿齿痛，鼻衄，目赤，咽肿，丹毒，痔肿，肛门周围炎，以及妇女因月经困难而致腹胀痛，头痛，齿痛，上部出血（代偿性月经）。精神异常兴奋，烦躁，癫狂，流产后胎盘残留，胎处腹中不下。本方降冲逆、平血压、通经等，作用非常显著。（编者经验，本方功效最著，可推为第一）

82. 抵当汤（《伤寒论》）

【桃黄蛭虻抵当汤　久瘀腹硬且健忘】

组成：水蛭、虻虫、桃仁各 5g，大黄 10g。

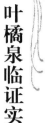

主治：肝脏病，门脉郁血，小腹硬满，小便不利，狂妄，善忘，肥厚性子宫内膜炎，经闭，子宫筋肿，下腹部有癥块者。（经验上觉有相当功效）

83. 抵当丸（《伤寒论》）

【抵当丸方同四味　分量略差治相同】

组成：抵当汤方中四味药等分为丸，每日 20g，三回分服。

主治：同抵当汤。

84. 大黄附子汤（《金匮要略》）

【大黄附子有细辛　胁下腹痛脉沉紧】

组成：大黄、附子各 7g，细辛 4g。

主治：腹绞痛，便秘，恶寒者，胸胁偏痛，身不可转侧，坐卧不安者，多年腹痛，小腹拘挛，痛引右脚，右膝肿，腰脚挛急。（应用得当，效颇佳）

85. 走马汤（《外台秘要》）

【巴豆杏仁名走马　心腹大痛食毒侵】

组成：巴豆、杏仁各一枚。绢包捶碎，用热水半杯，浸泡绞汁服。

主治：食物中毒，干霍乱，忽然心腹绞痛，欲腹泻不得者。又白喉，喘鸣息迫，濒于窒息时，用本方峻吐峻下，等于气管切开术急救之。又脚气冲心，或卒中仆倒，牙关紧急，尿毒症，气息喘急，胀满，上冲心胸者。（本方非不得已时不可滥用，宜审慎）

86. 紫圆（《备急千金要方》）

【代赭石脂巴豆杏　儿科紫圆功效彰】

组成：赤石脂、代赭石各 4g，杏仁 8g，巴豆霜（压去油）2g，四味共研，和面糊为丸，如米粒大，小儿每岁服一粒，温米汤或乳汁送服。

主治：小儿吐乳，消化不良之发热，惊搐夜啼。此丸应用范围颇广，凡一切虫积、食积、呕吐发热诸症，均可用之。为小儿科之通便良药，日本之汉方医界，颇赏用之。（编者按：本方之巴豆霜，须将巴豆油去净，否则有流弊。应用时，宜以极小量起始）

87. 备急丸（《备急千金要方》）

【千金三物备急丸　大黄干姜巴豆参】
【急暴寒食心腹痛　干性霍乱胀闷摧】

组成：大黄、干姜各 14g，巴豆 7g，去皮心熬研如脂，蜜为丸，如豆大，每服 2～3 丸。

主治：食物停滞，急性黏液性胃炎，胸腹痛闷，大便不下者。（本方须慎用）

88. 麻子仁丸（《伤寒论》）

【麻子仁丸芍药杏　厚朴枳实与大黄】
【溲数便结口不渴　通肠润燥脾约方】

组成：火麻仁 170g，芍药、枳实、厚朴、杏仁各 70g，大黄 130g，炼蜜丸，每日 9g，顿服。

主治：小便不利，大便难者，痔疾患者之慢性便秘。

89. 三物白散（《伤寒论》）

【桔梗白散即三物　三分贝桔一分巴】
【胸痛浊唾脓腥臭　白喉窒息急救功】

组成：桔梗、贝母各 3g，巴豆 1g，共为末，每回 0.5g～1g，米汤送服。

主治：急性咽喉肿痛，不能言语，痰稠，四肢厥冷，以及白喉，呼吸困难。肺坏疽之初期，以及肺炎之初期。又黏液性胃炎，胸脘食滞闭塞，

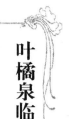

欲吐不出，懊憹欲绝者。本方有催吐和泻下之功。（用得适当效果极好）

90. 小陷胸汤（《伤寒论》）

【连夏瓜蒌小陷胸　心中烦满按之痛】

组成：黄连 5g，瓜蒌 9g，半夏 15g。

主治：食积痰壅，心下结痛，喘急咳逆，痰在膈上，心下有痞塞之感，压之则硬而痛，或心胸苦闷，或呼吸促迫，或咳嗽时胸痛，咳痰难出，诸热性病。肺炎，肋间神经痛，黏液性胃炎，胃酸过多，支气管炎。（本方有良效）

91. 大陷胸汤（《伤寒论》）

【大陷硝黄同甘遂　热实结胸硬痛将】

组成：大黄 7g，甘遂、芒硝各 10g。

主治：脚气冲心，心下痞硬，短气不得息，水肿，痢疾之初期，心胸下痛，按之硬。短气烦躁，舌上燥而渴，发潮热，不大便。小儿急惊风，胸满，咽喉痰潮，目直视，痉挛，胸动如奔马者。（应用适当，效极著）

92. 大陷胸丸（《伤寒论》）

【除去甘遂加葶杏　斯为大陷胸丸方】

组成：大黄、葶苈子、杏仁、芒硝等分为丸，每日 14g，加白蜜一匙，水煎去渣，顿服。

主治：心胸痞塞结痛，痛连肩背，喘鸣咳嗽者。

93. 大黄硝石汤（《金匮要略》）

【大黄硝石栀子柏　黄疸腹满热淋赤】

组成：大黄、黄柏、硝石各 14g，栀子 10g。

主治：黄疸，腹胀满，便秘，溲赤，呼吸迫促，坐卧不安，或血淋尿痛者。

94. 大黄甘遂汤（《金匮要略》）

【水血癃闭小腹急 大黄甘遂阿胶达】

组成： 大黄 10g，甘遂、阿胶各 7g。

主治： 膀胱及尿道炎，小腹膨满，小便难，癃闭。妇人经水不调，淋毒沉滞，二便秘涩，小腹胀痛者。

95. 大黄甘草汤（《金匮要略》）

【食已即吐大便难 大黄甘草二味参】

组成： 大黄 10g，甘草 4g。

主治： 反胃呕吐，食不任受，便秘急迫者。凡吐食之因便秘而起者，均宜本方，作丸剂。

96. 大黄䗪虫丸（编者改订方）

【大黄䗪虫地芍桃 芩草杏仁合蛴螬】
【干漆虻虫兼水蛭 肌肤甲错干血痨】

组成： 大黄 20g，黄芩 12g，甘草 24g，桃仁 65g，芍药 32g，地黄 80g，干漆 8g，芒硝、蛴螬各 147g，水蛭 166g，虻虫 70g，䗪虫 71g，蜜丸，每回服 4g。

主治： 血闭，癥瘕，膨胀，瘰疬，产后血肿，水肿，小儿癖瘕，等等。肌肤干，腹满挛急，按之坚痛者，或妇人经水不利，渐为腹部胀满，烦热咳嗽，面色煤黄，或腹坚满痛者。

97. 下瘀血汤（《金匮要略》）

【下瘀血汤用大黄 䗪虫桃仁蜜丸方】
【经闭腹痛有瘀血 酒煎顿服妙义藏】

组成： 大黄 20g，桃仁 10g，䗪虫 30g，共为末，蜜丸，每回 7g，

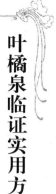

酒煎服。

主治：干血着脐下痛不可忍，或经水不下，腹中结实拘挛，以及打扑伤痛。慢性盲肠炎，妇人子宫肥厚性炎肿，以及轻度子宫肌瘤，卵巢囊肿。

五 苓 散 类

五苓散　四苓散　猪苓汤　茵陈五苓散

98. 五苓散（《伤寒论》）

【五苓散治泌尿病　白术泽泻猪茯苓】

【膀胱化气添官桂　利尿消暑烦渴清】

组成：白术、茯苓、猪苓各 90g，泽泻 120g，桂枝 60g，共研为末，每回 3g，作煎剂。

主治：消渴，小便不利，汗出而烦躁，霍乱后尿中毒，渴饮水入即吐，头痛发热，谵语不安者。胃弛缓，下垂，扩张，胃肠内有振水者。流感性浮肿，眩晕，心脏瓣膜病之浮肿，急性胃肠炎之口渴，口苦，呕吐，水肿及下利，阴囊水肿。（药力平和，功效可靠）

99. 四苓散（《温疫论》）

【除桂名为四苓散　无寒但渴服之灵】

组成：五苓散方去桂枝。

主治：五苓散证而无上冲之症状者。

100. 猪苓汤（《伤寒论》）

【猪苓汤除桂与术　加入阿胶滑石停】

组成：茯苓、猪苓、滑石、泽泻各 9g，阿胶 9g。

主治：尿血，赤淋，急性肾炎，水肿，膀胱炎，肾结核，肾结石，

尿道炎症性诸疾患，排尿时痛者，腰以下肿者。（本方治尿血，效颇好）

101. 茵陈五苓散（《金匮要略》）

【茵陈五苓利湿热　疸黄尿秘渴烦宁】

组成：茵陈末 15g，五苓散 30g，混合合成，绢袋包煎服。

主治：流感性黄疸，小便不利，烦渴者。头痛小便少，身热胸闷者。

苓桂术甘汤类

苓桂术甘汤　苓桂味草汤　苓桂草枣汤　苓甘五味姜辛汤
苓甘五味姜辛夏汤　苓甘五味姜辛夏仁汤　苓甘五味姜辛夏仁黄汤

102. 苓桂术甘汤（《伤寒论》）

【苓桂术甘气上冲　动则头眩心悸忪】

组成：茯苓 12g，桂枝 9g，白术、甘草各 6g。

主治：心胸动悸，上冲急迫，目眩，结膜炎，昏暗疼痛，睑肿眵泪多，小便不利，上逆头眩，心脏瓣膜病，慢性肾炎，高血压，喘息，神经衰弱。（此方可靠）

103. 苓桂味草汤（《金匮要略》）

【咳而冲逆悸瞤惕　苓桂味草效更丰】

组成：茯苓 12g，桂枝 9g，五味子 6g，甘草 3g。

主治：神经衰弱，心下悸、上冲、喘而急迫者，手足厥冷，或头眩肉瞤筋惕者。

104. 苓桂草枣汤（《伤寒论》）

【苓桂草枣脐下悸　欲作奔豚此方医】

组成：茯苓 12g，桂枝 9g，大枣 9g，甘草 3g。

主治：脐下动悸，挛急上冲，欲作奔豚，按之腹痛冲胸者。胃扩张，胃部有振水音者。

105. 苓甘五味姜辛汤（《金匮要略》）

【苓甘五味细辛姜　咳而胸满痰饮猖】

组成：茯苓 12g，甘草、干姜、细辛各 6g，五味子 4.5g。

主治：痰饮咳嗽、气短、胸满、动摇则心悸甚者。慢性气管炎咳嗽，以及感冒性支气管炎，喘息，上气欲呕者，胃弱，胃中有振水音者。

106. 苓甘五味姜辛夏汤（《金匮要略》）

【苓甘五味姜辛夏　前证短气咳呕方】

组成：半夏、茯苓各 9g，五味子 4.5g，甘草、干姜、细辛各 3g。

主治：苓甘五味姜辛汤证而兼呕者。

107. 苓甘五味姜辛夏仁汤（《金匮要略》）

【苓甘姜味辛夏仁　痰饮咳嗽微肿平】

组成：茯苓、半夏、杏仁各 6g，五味子 4.5g，甘草、干姜、细辛各 3g。

主治：苓甘五味姜辛夏汤证而兼浮肿者，老人慢性气管炎，兼发肺气肿，支气管喘息，心脏瓣膜病，慢性肾炎。

108. 苓甘五味姜辛夏仁黄汤（《金匮要略》）

【此方尚可加大黄　前证便秘效如神】

组成：苓甘五味姜辛夏仁汤方加大黄 6g。

主治：苓甘五味姜辛夏仁汤证而大便不通者。（以上诸方应用适当，均有良效）

茯苓汤类

茯苓泽泻汤　茯苓杏仁甘草汤　茯苓戎盐汤

外台茯苓饮　葵子茯苓散

109. 茯苓泽泻汤（《金匮要略》）

【茯苓泽术甘桂姜　上冲呕吐而渴方】

组成：茯苓 12g，泽泻、生姜各 6g，桂枝 3g，白术 4.5g，甘草 2g。

主治：加答儿性胃炎，呕吐黏液，而口渴欲饮水，上冲心下悸，小便不利者。慢性肾炎小便不利。（方虽平淡，效用可靠）

110. 茯苓杏仁甘草汤（《金匮要略》）

【茯苓杏甘喘息迫　老人心悸短气康】

组成：茯苓 6g，杏仁 6g，甘草 3g。

主治：心脏病性喘息咳嗽，胸痹，心悸，短气喘迫，老人患此者较多。（本方有效）

111. 茯苓戎盐汤（《金匮要略》）

【茯苓戎盐用白术　小便淋沥悸渴央】

组成：茯苓 12g，白术 6g，戎盐 3g。

主治：心下悸，小便不利，渴而喜盐味者。

112. 外台茯苓饮 (《金匮要略》)

【外台茯苓参术橘　再加枳实与生姜】

组成：茯苓、人参、白术各9g，枳实6g，橘皮6g，生姜12g。

主治：胸中有痰饮，心下痞硬。心悸，小便不利，胸满，吐宿水者。脚气冲心，胃扩张，胃内停水，胃酸过多，等等。（功效可靠）

113. 葵子茯苓散 (《金匮要略》)

【葵子茯苓妊娠肾　头眩身痛水肿良】

组成：葵子15g，茯苓9g，共研，每服6g，日服三回。

主治：孕妇心脏性或肾脏性浮肿，心悸，肿满，小便不利，身重恶寒，起则头眩。

理 中 汤 类

理中汤　附子理中汤　大建中汤　肾着汤

114. 理中汤 (《伤寒论》)

【理中汤主理中乡　甘草人参术干姜】
【呕利腹痛阴寒盛　或加附子总扶阳】

组成：人参、甘草、干姜、白术各9g。

主治：霍乱吐泻，胀满，食不消化，心腹痛，急性胃肠炎之衰弱无热者。

115. 附子理中汤 (《三因极一病证方论》)

组成：理中汤方加附子3g。

主治：理中汤证而四肢厥冷，脉沉细，有心脏衰弱之倾向者。（经验上有效）

116. 大建中汤（《金匮要略》）

【大建中汤参椒姜　煎沸去渣加饴糖】

【心胸大寒呕腹痛　攻起有形头尾彰】

组成：蜀椒 3g，干姜 7.5g，人参 4.5g。

主治：胃肠无力性弛缓之人，水与气体易停滞，肠之蠕动外部能望见，在肠蠕动亢进之时，腹痛难忍者，又时发呕吐者。肠蠕动不安，肠狭窄，腹中攻痛，如有块物游走，痛时手不可近。又蛔虫之腹痛，亦可用本方。（有卓效）

117. 肾着汤（《金匮要略》）

【肾着汤内用干姜　茯苓甘草白术襄】

【伤湿身痛与腰冷　亦名甘姜苓术汤】

组成：甘草、白术各 6g，干姜、茯苓各 9g。

主治：妊娠浮肿，下肢更甚，阴唇水肿，小便自利，腰冷，体痛，或老人膀胱括约肌麻痹，小便失禁，腰腿沉重，冷痛者。（有良效）

半 夏 汤 类

小半夏加茯苓汤　茯苓甘草汤　半夏厚朴汤　麦门冬汤

118. 小半夏加茯苓汤（《金匮要略》）

【小半夏加茯苓汤　行水散痞有生姜】

组成：半夏 12g，茯苓 9g，生姜 12g。

主治：妊娠恶阻，呕吐痰饮，心下痞满，目眩，悸动，又胃中停饮而发呕吐者。水肿性脚气伴呕吐者。（极有效）

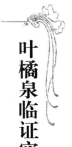
119. 茯苓甘草汤 (《伤寒论》)

【加桂除夏治悸厥　茯苓甘草汤名彰】

组成：茯苓 12g，桂枝 7.5g，生姜 6g，甘草 3g。

主治：神经性心脏病，心下悸，上冲。痫证发作，跌倒不知人事，因饮者，此方加龙牡极佳。又失眠症，用酸枣仁归脾汤无效者用此方。（有良效）

120. 半夏厚朴汤 (《金匮要略》)

【半夏厚朴茯苏姜　妇人咽中炙脔彰】

【气郁不舒心悸闷　散郁逐水是良方】

组成：半夏 12g，厚朴 4.5g，茯苓 9g，生姜 9g，苏叶 4.5g。

主治：妇人歇斯底里症，咽头梅核气即"歇斯底里球"，古称"七情郁结"，气填胸臆，痰涎恶心，气扰不安，心腹胀满，旁冲两胁，上塞咽喉，有如炙脔，吐之不出，咽之不下者。（有佳效）

121. 麦门冬汤 (《金匮要略》)

【麦门冬汤参草粳　大枣半夏咽痛良】

【咽喉不利气上逆　频咳声哑效彰彰】

组成：麦冬 18g，半夏 6g，人参 4.5g，甘草 4.5g，粳米 30g，大枣 10 枚。

主治：喉头结核初起，以及久咳，老人慢性气管炎，妊娠咳逆，小儿百日咳，以及咯血。咽喉梗痛，食物难咽，咳痰困难，声音嘶哑者。（有效）

甘 草 汤 类

炙甘草汤　甘草粉蜜汤　甘麦大枣汤　桔梗汤

122. 炙甘草汤（《伤寒论》）

【炙甘草汤生姜桂　麦冬生地大麻仁】

【大枣阿胶加酒服　虚劳肺痿效如神】

组成： 甘草、生姜、桂枝、火麻仁、大枣、人参各 9g，生地黄、麦冬各 15g，阿胶 6g。

主治： 神经性心脏病，或心脏瓣膜病，心悸亢进，脉搏歇止，肺痿咳嗽，以及心脏性喘咳，老人及虚弱人，津液枯槁，大便秘结，支气管性喘息，心中动悸，气迫咽喉者。（效果良好）

123. 甘草粉蜜汤（《金匮要略》）

【甘草粉蜜治虫痛　吐涎心痛发有时】

组成： 甘草 6g，米粉 3g，蜂蜜 12g。（或用胡粉）

主治： 蛔虫心痛，发作有时，吐涎沫，又心腹痛甚急迫者。

124. 甘麦大枣汤（《金匮要略》）

【甘麦大枣心恍惚　脏躁无故自悲伤】

组成： 甘草 9g，小麦 30g，大枣 15g。

主治： 神经衰弱，兴奋不寐，神情恍惚，无故悲伤，或急迫惊狂，歇斯底里症，小儿夜啼不眠，癫痫，舞踏病，精神病，胃痉挛，子宫痉挛，痉挛性咳嗽，蛔虫之腹痛呕吐。（颇有效）

125. 桔梗汤（《伤寒论》）

【肺痈吐脓桔梗汤　桔一甘二合成方】

【喉痹痰涎咽不利　咳痰不松效彰彰】

组成： 桔梗 3g，甘草 6g。

主治： 喉痹肿痛，肺痈咳嗽，痰黏不松，痈疽化脓病。急性气管炎、喉头炎，肺坏疽，肺脓疡，喉头结核之初期，喉头痛，黏痰咳出

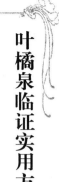

不松者。本方有缓和喉头黏膜及祛痰之效。（对于轻症咽喉痛安全而有效）

葛 根 汤 类

葛根汤　葛根加半夏汤　葛根芩连汤

126．葛根汤（《伤寒论》）

【葛根汤内麻黄襄　二味加入桂枝汤】

【轻可去实因无汗　有汗加葛无麻黄】

组成：葛根 12g，麻黄 6g，桂枝 4.5g，芍药 4.5g，甘草 4.5g，生姜 6g，大枣 6g。

主治：感冒性发热，恶风，项背几几（肩凝），或喘，麻疹未透，子痫，鼻窦蓄脓症，本方之疗效可分三部：①结肠炎与赤痢之初期，有恶寒发热而脉浮紧，其症里急后重；②眼、耳、鼻之炎症，如中耳炎，角膜炎，鼻炎，窦腔蓄脓症；③其他肩胛部之神经痛，化脓性炎症之初期，荨麻疹。

127．葛根加半夏汤（《伤寒论》）

【再加半夏治呕逆】

组成：葛根汤方加半夏 6g。

主治：葛根汤证而呕者，胃弛缓无力，水在胃中停留不吸收而呕吐者。

128．葛根芩连汤（《伤寒论》）

【葛根芩连热利喘】

组成：葛根 12g，黄芩、黄连各 4.5g，甘草 3g。

主治：下利，喘而汗出，小儿麻疹下利，或目、口、齿龈之炎症

肿痛。（葛根汤类，对于头部、肩、颈部分之病证，确有帮助，编者经验，葛根汤加桔梗、白术、辛夷，治慢性鼻窦炎，有效）

柴 胡 汤 类

小柴胡汤　柴胡桂枝汤　柴胡桂枝干姜汤
柴胡加芒硝汤　柴胡加龙骨牡蛎汤　大柴胡汤

129. 小柴胡汤 （《伤寒论》）

【小柴胡汤和解功　半夏人参甘草从】
【更用黄芩加姜枣　少阳百病此方通】
组成：柴胡 13g，半夏 9g，人参 5g，甘草 3g，黄芩 5g，生姜 6g，大枣 5g。

主治：发热性疾患，弛张热，间歇热，或日晡潮热，寒热往来，呕吐，胸胁痛闷，口苦，恶心，疟疾，感冒，咽喉炎，耳下腺炎，支气管炎，肋膜炎，肺结核，淋巴结结核，胃肠炎，腹膜炎。（轻症有效）

130. 柴胡桂枝汤 （《伤寒论》）

【柴胡桂枝二方合　微寒发热呕烦痛】
组成：柴胡 16g，桂枝 6g，半夏 10g，黄芩、人参、芍药、生姜、大枣各 6g，甘草 5g。

主治：寒疝腹中痛，痛连胸胁，寒热休作，柴胡汤证与桂枝汤证并见者。神经衰弱之神经痛，心悸亢进不眠者。（效可靠）

131. 柴胡桂枝干姜汤 （《伤寒论》）

【柴桂干姜芩牡草　蒌根寒热如疟方】
组成：柴胡 20g，桂枝、瓜蒌各 10g，干姜 6g，黄芩、牡蛎各

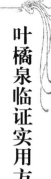

10g，甘草 6g。

主治：疟疾恶寒甚者，胸胁满微结，小便不利而渴者。肺结核，肋膜炎，腹膜炎，神经衰弱不眠症，脚气，心悸亢进。（效不差）

132. 柴胡加芒硝汤（《伤寒论》）

【胸满胁痛呕潮热　柴胡加入芒硝良】

组成：小柴胡汤方中加芒硝 13g。

主治：小柴胡汤证而大便硬者，热性病，脉洪大，胸满，呕吐，胁痛而大便不通者。（可靠）

133. 柴胡加龙骨牡蛎汤（《伤寒论》）

【柴胡龙骨牡蛎汤　小柴去草加大黄】

【茯苓桂枝铅丹比　胸满动悸惊痫狂】

组成：柴胡、大黄各 17g，半夏 13g，茯苓、桂枝各 9g，黄芩、大枣、生姜、人参、龙骨、牡蛎、铅丹各 8g。

主治：心下部有膨满之感，脐上动悸，有上冲之势，寒热往来，心悸亢进，不眠，烦闷易惊，甚则有呈狂乱痉挛，多有便秘，或尿量减少之症状。神经衰弱，癫痫性歇斯底里，神经性心悸亢进症，阴痿，动脉硬化，脑出血，慢性肾炎，心脏瓣膜病，巴塞多氏病，小儿夜啼症，老人慢性风湿性关节炎，火伤后发热。（编者经验，本方对于 70%"惊痫性歇斯底里"见效）

134. 大柴胡汤（《伤寒论》）

【大柴胡汤用大黄　枳实芩夏白芍姜】

【更加大枣表兼里　妙法内攻并外攘】

组成：柴胡、枳实、黄芩、半夏、白芍、生姜各 5g，大黄 6g，大枣 9g。

主治：小柴胡汤证剧烈，尤其恶心呕吐甚者。胸胁心下之塞闷感觉甚，而大便秘，舌苔黄厚，体壮实，脉搏及腹壁有力。其他为急性肋膜炎，急性胃肠炎，喘息，脚气，痢疾，胆石，黄疸，癫痫，高血压，脑出血。（可靠）

栀 子 汤 类

栀子豉汤　栀子生姜豉汤　栀子甘草豉汤

栀予厚补汤　栀子干姜汤　栀子大黄汤　茵陈蒿汤

茵陈大黄汤　茵陈附子干姜汤　栀子柏皮汤

135. 栀子豉汤（《伤寒论》）

【栀豉虚烦不得眠　欲呕生姜急甘联】

组成：栀子 9g，淡豆豉 13g。

主治：身热烦呕，心中懊憹，难以名状，不眠，颜面及肛门周围有热感者。鼻衄，加答儿性黄疸，食道炎，口腔炎，痔肿痛，有热灼感觉者。（功效极好）

136. 栀子生姜豉汤（《伤寒论》）

组成：栀子豉汤方加生姜 6g。

主治：栀子豉汤证而呕者。

137. 栀子甘草豉汤（《伤寒论》）

组成：栀子豉汤方加甘草 3g。

主治：栀子豉汤证而急迫者。

138. 栀子厚朴汤（《伤寒论》）

【腹痛心烦栀朴实　下利噎膈栀干姜】

组成：栀子 9g，厚朴 6g，枳实 3g。

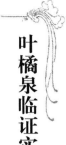

主治：心烦腹满，卧起不安，黄疸。

139. 栀子干姜汤（《伤寒论》）

组成：栀子9g，干姜3g。

主治：噎膈，食下障碍，赤白痢，胸满，烦躁，腹痛，合桃仁承气汤颇佳。（加减应用适当，功效均佳）

140. 栀子大黄汤（《金匮要略》）

【栀子大黄枳实豉　酒疸懊侬热痛痉】

组成：栀子6g，淡豆豉16g，枳实、大黄各3g。

主治：黄疸，心烦懊侬，酒家痰阻胸中，急性胃肠炎，胆道阻塞，皮肤发黄，大便不通而腹痛，脉紧者。

141. 茵陈蒿汤（《伤寒论》）

【茵陈蒿汤治黄疸　阴阳寒热细推详】

【阳黄大黄栀子入　阴黄附子与干姜】

组成：茵陈16g，栀子10g，大黄7g。

主治：小便不利，皮肤发黄，渴而欲饮水，大便不通，腹微满，寒热，不食，头眩，心胸不安者。本方主要用于加答儿性黄疸初期，上腹部微满，心胸下满而不愉快，胸有闷塞感，口渴，大小便不利，发黄，脉多沉实，舌上有黄苔者。

加答儿性黄疸，脚气，肾炎，口内炎，其他亦如上述诸症状为目标。（极可靠）

142. 茵陈大黄汤（验方）

组成：茵陈蒿汤方加大黄7g。

主治：茵陈蒿汤证而大便秘结者。

143. 茵陈附子干姜汤（验方）

组成：茵陈蒿汤方加附子 3g，干姜 3g。

主治：黄疸迁延成慢性，无热而虚寒者。

144. 栀子柏皮汤（《伤寒论》）

【亦有不用茵陈者　仲景柏皮栀甘汤】

组成：栀子 9g，甘草 3g，黄柏 7g。

主治：衄血，发热，发黄，心中烦，卡他性黄疸，有热者，热病鼻出血。

又可作眼球赤肿洗涤剂。又眼睑糜烂痒痛及痧疹痘疮后眼犹不开者。（效果可靠）

黄 芩 汤 类

黄芩汤　黄芩加半夏生姜汤　芍药甘草汤　旋覆代赭汤

145. 黄芩汤（《伤寒论》）

【黄芩汤用甘芍并　二阳合痢枣加烹】

【此方遂为治痢祖　后人加味或更名】

组成：黄芩 9g，芍药、甘草各 6g，大枣 13g。

主治：泻痢腹痛，里急后重，发热，心下痞者。传染性赤痢，大肠炎，炎症病灶延及直肠，便时急迫后重挛痛者。（普通肠炎有效）

146. 黄芩加半夏生姜汤（《伤寒论》）

【再加生姜与半夏　前证兼呕此能平】

组成：黄芩汤方加生姜 5g，半夏 6g。

主治：黄芩汤证而呕者，呕吐绿水，或咳呕胆汁者。寒热往来，

胸胁疼痛，加答儿性胃炎，呕吐黄绿色水，腹痛下痢。（可靠）

147. 芍药甘草汤（《伤寒论》）

【单用芍药与甘草　散逆止痛能和营】

组成：芍药9g，甘草9g。

主治：脚弱，步履无力，足痛拘挛，腹痛，一切挛急痛。

小儿发热腹痛，小便不通，以及痘疹、肚痛、腹皮挛急，按之不弛者。（本方对于足腓肠肌挛痛确有不可思议之效果）

旋覆代赭汤类

旋覆代赭汤

148. 旋覆代赭汤（《伤寒论》）

【旋覆代赭用人参　半夏甘姜大枣临】

【重以镇逆咸软痞　痞硬噫气力能禁】

组成：旋覆花、大枣各10g，生姜13g，人参、代赭石、甘草、半夏各7g。

主治：心下痞硬，嗳气，反胃，噎膈，咳逆，吐清水。

神经性胃病，慢性胃炎，胃扩张，下垂，胃酸过多，胃溃疡，或胃癌之初期，噫气痞闷呕逆。（相当有效）

瓜 蒂 散 类

瓜蒂散　参芦散

149. 瓜蒂散（《伤寒论》）

【瓜蒂散中赤小豆　或入藜芦郁金凑】

组成：瓜蒂 3g，赤小豆 3g，研细，每服 3g。淡豆豉 10g，煎汤送下，或加入藜芦 1g，郁金 1g。

主治：急性食道炎及胃炎胸中痞塞，汤入欲吐者，风癫，胸中痞塞，上冲咽喉，不得息者。手足厥冷，心中烦满，饥不能食者。心中温温欲吐，又不能吐出者。（本方催吐有效）

150. 参芦散（《医方集解》）

【此吐实热与风痰　虚者参芦一味勾】

组成：参芦 3g，研末温水送下。（按："参芦"即人参根之茎基部）

主治：虚弱之体，宜用吐法者。（编者经验，此物催吐作用不确）

白 虎 汤 类

白虎汤　白虎加人参汤　白虎加桂枝汤　竹叶石膏汤

151. 白虎汤（《伤寒论》）

【白虎汤用石膏君　知母甘草粳米陪】

组成：知母 12g，石膏 60g，甘草 3g，粳米 50g。

主治：感冒，肺炎，麻疹，以及其他诸热病，其症状为发热恶寒，口中干燥，欲饮水，脉滑数，乃至洪大，汗吐下后，仍烦渴引饮，面赤目赤，神昏发狂。（对不明原因之高热，有顿挫之效）

152. 白虎加人参汤（《伤寒论》）

【亦有加入人参者　躁烦热渴舌生苔】

组成：白虎汤方加人参 5g。

主治：白虎汤证而心下痞者，消渴引饮，以及小儿盛暑烦渴，小便如乳糜者。糖尿病之初期，还未衰弱者。癫狂症而大声，妄语，眼中充血，大渴而欲引饮者。

153. 白虎加桂枝汤（《金匮要略》）

【白虎加桂治温疟　无寒但热烦疼呕】

组成：白虎汤方加桂枝 6g。

主治：恶疟，以及高热性疾患，古称"温疟"，单热不寒，大热头痛，烦渴，呕吐，欲饮冷者。（间歇热，热高时有效）

154. 竹叶石膏汤（《伤寒论》）

【竹叶石膏汤人参　麦冬半夏与同林】
【甘草生姜兼粳米　暑烦热渴脉虚寻】

组成：竹叶 15g，石膏 65g，半夏、麦冬各 10g，人参 7g，甘草 4g，粳米 100g。

主治：肺结核，糖尿病，以及其他热性病，骨蒸劳热，咳而上气，衄血，吐血，烦渴，烦闷，不眠，噤口痢，虚烦，以及消渴。贪饮不止，口舌干燥，身热不食者。

乌 头 汤 类

乌头汤　大乌头煎　乌头桂枝汤　乌头赤石脂丸　天雄散

155. 乌头汤（《金匮要略》）

【乌头汤治历节痛　麻芍芪草有同功】

组成：麻黄、芍药、黄芪、甘草各 9g，川乌 3g。

主治：关节风湿痛，骨节烦疼，不得屈伸，脚挛急，自汗出，手足厥冷，绕脐痛，或腹绞痛，脚气疼痛，睾丸偏大肿痛。（此方镇痛有效）

156. 大乌头煎（《金匮要略》）

【大乌头煎仅一味　脐痛厥逆汗淋漓】

组成：乌头 4.5g。

主治：寒疝绕脐痛，厥冷汗出，脉沉弦者。（单用乌头有麻醉性，宜慎用。编者未敢试用）

157. 乌头桂枝汤（《金匮要略》）

【前证若兼身烦疼　乌头桂枝合方宗】

组成：乌头 2g，以蜜水煎，去渣，加入桂枝汤方一剂再煎。

主治：大乌头煎证而兼身疼痛等表证者。（本方较前方安全，因乌头和甘草，或蜂蜜，多少可缓和麻醉性）

158. 乌头赤石脂丸（《金匮要略》）

【心痛彻背背彻心　乌头赤石脂丸进】
【干姜附子兼蜀椒　蛔厥下利恶寒证】

组成：蜀椒 6g，乌头、附子、干姜各 3g，赤石脂 6g，共为末，蜜丸，每服 3～6g。

主治：蛔厥心痛，胃痛而有蛔虫者，或寒冷性胃痛，心腹冷痛，心背彻痛，胃及腹因贫血而来之神经性痉挛痛，因着寒而起之肠疝痛，肠蠕动不安，肠过敏性下痢。（未曾经验过，治腹痛当有效）

159. 天雄散（《金匮要略》）

【天雄散有桂术龙　动悸冲逆阳痿用】
【老人腰冷溺频数　癃闭失精遗尿同】

组成：天雄 3g，白术 24g，桂枝 18g，龙骨 9g，共为散剂，每日 6g，二三回分服。

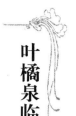

主治：阳痿遗精，老人腰冷，小便频数，遗溺，动悸冲逆。（未曾经验过）

防 己 汤 类

木防己汤　木防己去石膏加茯苓芒硝汤　防己黄芪汤

防己茯苓汤　防己地黄汤　防己椒目葶苈大黄丸

160．木防己汤　（《金匮要略》）

【木防己汤　参桂膏　支饮喘逆痞肿邀】

组成：防己 12g，石膏 30g，桂枝 9g，人参 9g。

主治：胸膜积水，脚气浮肿，心脏病，肾脏病，肿满喘逆，心下痞，膈间支饮，咳逆倚息，烦渴者。

161．木防己去石膏加茯苓芒硝汤 （《金匮要略》）

【若还痞坚仍复发　去膏加入茯苓硝】

组成：木防己汤方去石膏，加茯苓 12g，芒硝 12g。

主治：木防己汤证而不烦渴，加痞坚甚，大小便不利者。

162．防己黄芪汤 （《金匮要略》）

【防己黄芪术甘草　姜枣自汗浮肿饶】

组成：防己、黄芪各 12g，白术、生姜、大枣各 6g，甘草 3g。

主治：心脏机能衰弱，以及贫血人浮肿身重，汗易出，慢性衰弱性化脓病，脓水稀薄，不见收敛，而兼浮肿者。

163．防己茯苓汤 （《金匮要略》）

【防己茯苓芪草桂　皮水浮肿动惕掉】

组成：防己、黄芪、桂枝各 9g，茯苓 12g，甘草 4.5g。

主治：贫血，神经衰弱，心脏或肾脏性浮肿，水气在皮肤中，四肢聂聂动，筋惕肉瞤，肥胖人运动不如意，手足振掉者。

164. 防己地黄汤（《金匮要略》）

【防己地黄生地增　桂枝甘草防风斟】

【老耄狂妄心不定　或兼浮肿此方宁】

组成：防己 9g，地黄 18g，桂枝、防风各 9g，甘草 4.5g。

主治：轻症癫痫，突然眩晕，或轻度失神，或类似癫痫，及强度之神经兴奋，恐怖，惊悸。所谓失心疯，老人之昏聩狂妄。（据日本汉方医学报道有卓效，编者未经验）

165. 防己椒目葶苈大黄丸（《金匮要略》）

【防己椒目苈黄丸　肠间水气腹肿满】

【口干舌燥二便涩　蜜丸煎服或加硝】

组成：防己、椒目、葶苈子、大黄等分蜜丸，每日服 9g，吞服或包煎，或加芒硝 5g，化水送服。

主治：腹满，口舌干燥，二便不利，腹水浮肿，兼治胃肠炎。（治腹水壮实者有相当帮助）

瓜蒌薤白汤类

瓜蒌薤白白酒汤　　瓜蒌薤白半夏汤　　枳实薤白桂枝汤

瓜蒌瞿麦丸

166. 瓜蒌薤白白酒汤（《金匮要略》）

【瓜蒌薤白白酒汤　胸痹咳唾喘息将】

组成：瓜蒌 9g，薤白 9g，白酒（即生酒）400mL，煎至 150mL，

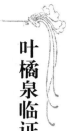

一日二回分服。

主治：加答儿性胃炎，食管炎，肺及支气管炎，胸中痛闷，喘息咳唾。

167. 瓜蒌薤白半夏汤（《金匮要略》）

【噎膈呕吐加半夏　方名瓜蒌薤夏汤】

组成：瓜蒌9g，薤白9g，半夏9g，白酒煎服。

主治：瓜蒌薤白白酒汤证而胸痛，噎膈，呕吐者。（效很好）

168. 枳实薤白桂枝汤（《金匮要略》）

【枳实薤白桂枝方　瓜蒌厚朴五物藏】

【留气结胸心中痞　胸满胁下逆抢心】

组成：枳实6g，厚朴6g，薤白9g，桂枝3g，瓜蒌9g。

主治：黏液性胃炎及食道炎，噎膈，胁下逆抢心，心痛彻背者。

（有良效）

169. 瓜蒌瞿麦丸（《金匮要略》）

【瓜蒌瞿麦用蜜丸　山药茯苓附子安】

【小便不利有水气　其人苦渴此方擅】

组成：瓜蒌根6g，茯苓、山药各9g，附子3g，瞿麦6g。

主治：心下悸，小便不利，恶寒而渴者。（效可靠）

芎 归 汤 类

芎归胶艾汤　胶艾汤　温经汤

当归芍药散　当归汤　当归散　当归生姜羊肉汤

当归四逆汤　当归四逆加吴茱萸生姜汤

170. 芎归胶艾汤 （《金匮要略》）

【胶艾汤中四物先　阿胶艾叶甘草全】

组成：川芎、甘草、艾叶各 6g，当归、芍药各 9g，地黄 12g，阿胶 9g。

主治：妇人气血两虚，月经过多，淋沥漏下，脐腹疼痛，奔冲短气，渐成劳瘦者。又妊娠卒下血，胎动不安，以及男女吐血、下血，跌仆伤，腰痛、腹痛，诸种出血，流产前兆出血，产后出血，痔血，肠出血，尿血，外伤出血，出血性紫斑病，以及诸种继发性贫血。（效果颇可靠）

171. 胶艾汤 （《小品方》）

【妇人良方单胶艾　胎动血漏腹痛痊】

组成：阿胶 12g，艾叶 9g。

主治：同芎归胶艾汤证，而专用于出血者。

172. 温经汤 （《金匮要略》）

【温经吴萸姜草胶　参桂芎归芍药邀】
【麦冬丹皮兼半夏　更年崩漏带下消】

组成：吴茱萸 3g，当归、川芎、芍药、人参、桂枝、阿胶、牡丹皮、生姜、甘草各 6g，半夏、麦冬各 3g。

主治：妇人月经不调，或过期不来，或瘀血停留，小腹痛，或腰膝酸痛，崩中下血，月经过多，妇人更年期子宫出血，或宫冷，虚寒腹痛，腰冷久不受孕。（颇有效）

173. 当归芍药散 （《金匮要略》）

【归芍苓术泽泻芎　妊娠腹痛此方宗】
【养营驱水兼和血　胎产经候均可用】

组成：当归、川芎各9g，芍药、茯苓、白术、泽泻各12g。

主治：妇人腹中痛，月经不调，月经痛，孕妇诸障碍，以及有流产癖者，或男妇老弱，贫血，腰脚易冷，或诉头痛头重，小便频数，时目眩，肩凝，耳鸣，动悸，筋肉软弱，痔疾，腹痛，慢性肾炎，半身不遂，轻度心脏瓣膜病，脚气。（此方有良好功效）

174. 当归汤（《备急千金要方》）

【当归汤治心腹痛　夏芍姜朴参芪同】

【蜀椒桂枝与甘草　温中行血此方通】

组成：当归、半夏各9g，芍药、厚朴、人参、桂枝各6g，干姜、黄芪、蜀椒各4.5g，甘草3g。

主治：妇人贫血腹痛，胃肠痉挛性疝痛，肠蠕动不安，上冲呕吐，四肢厥冷。（很有效）

175. 当归散（《金匮要略》）

【当归散安妇人妊　术芍芎归及黄芩】

【安胎养血宜常服　产后胎前功效深】

组成：当归、芍药、川芎、黄芩各9g，白术6g。

主治：安胎，瘦人且少有热，有流产癖者。产后有热，小便不利者。（效果极佳）

176. 当归生姜羊肉汤（《金匮要略》）

【当归生姜羊肉汤　产中腹痛褥劳康】

组成：当归9g，生姜12g，精羊肉39g。

主治：妇人产后血虚，寒疝腹中痛，诸胁痛，里急，老人疝痛。

【亦有加入参芪者　千金四物甘桂姜】

组成：前方加人参9g，黄芪9g。（名同上）

组成：当归、芍药、川芎、地黄、甘草、桂枝、生姜、羊肉。（千

金当归生姜羊肉汤）

按：当归生姜羊肉汤有以上三种，应用范围略同，均为营养强壮缓和镇静剂。

177. 当归四逆汤（《伤寒论》）

【当归四逆桂枝芍　细辛甘草木通着】

【再加大枣治阴厥　脉细阳虚由血弱】

组成：当归 6g，桂枝 3g，芍药 6g，细辛 2g，甘草 2g，木通 3g，大枣 3g。

主治：贫血，腰痛，拘挛，四肢酸痛，厥冷，每日头痛，肠疝痛，恶寒，手足冷。本方为易患冻疮者之预防剂，能温和血行，改善末梢循环。（有卓著效果）

178. 当归四逆加吴茱萸生姜汤（《伤寒论》）

【内有久寒加姜茱　发表温经通脉络】

【不用附子及干姜　助阳过剂阴反剧】

组成：当归四逆汤方加吴茱萸 4.5g，生姜 6g。

主治：霍乱寒多，手足厥冷，脉欲绝者，妇人恶露绵延不止，身热头痛，胸满呕吐，腹剧痛，腰脚酸麻微肿，妇人积冷血滞，男子寒疝腹痛，脉沉微细弱者。

建 中 汤 类

小建中汤　黄芪建中汤　十四味建中汤

179. 小建中汤（《伤寒论》）

【小建中汤芍药多　桂姜甘草大枣和】

【更加饴糖补中脏　虚劳腹冷服之瘥】

组成：芍药、桂枝各 6g，生姜 9g，大枣 3 枚，甘草 3g，加饴糖 30g。

主治：虚弱体质，易疲劳，腹壁薄，直腹筋浮于腹表，拘挛，脉弦或有芤，症状则为屡屡腹痛，心悸亢进，盗汗，衄血，遗精，手足烦热，四肢疲倦，疼痛感，诉口内干燥，小便频数而量多。（急性热病过程中，呕吐或急性炎症剧烈时不得用之）虚弱儿童之夜尿症，夜啼症，慢性腹膜炎之轻症。小儿风邪、麻疹、肺炎过程中，突然诉腹痛。肺结核之慢性过程中，结核性关节炎，神经衰弱，滤泡性结膜炎。乳儿之赫尔尼亚，动脉硬化症，眼底出血之症，有用而得效者。（本方治衰弱人贫血腹痛功效颇著）

180. 黄芪建中汤（《金匮要略》）

【增入黄芪名亦尔　表虚身痛效无过】

组成：小建中汤方加黄芪 9g。

主治：里急，腹皮拘急，腹中挛痛，按之不甚，或盗汗不止，或手心烦热，有应用于痔瘘，痈疽，慢性淋病，慢性中耳炎，流注脓疡，慢性溃疡。

181. 十四味建中汤（后人加减方）

【又有建中十四味　阴斑痨损起沉疴】

【十全大补加附子　麦夏苁蓉仔细哦】

组成：十全大补汤加附子 3g，麦冬、半夏、肉苁蓉各 6g。

主治：气血不足，虚损劳瘵，短气，嗜卧，以及阴证发斑，寒甚脉微者。本方温和强壮，养血，祛寒，适用于肺病初期及贫血虚劳症之无热者。初期肺结核，神经衰弱，睡寐中汗出，以及咳嗽虚热者。又用于梦中遗精，头痛眩晕。（此方有卓著功效）

橘 皮 汤 类

橘皮竹茹汤　橘皮枳实生姜汤　橘皮汤

182. 橘皮竹茹汤（《金匮要略》）

【橘皮竹茹治哕呃　参甘半夏枇杷麦】

【赤茯再加姜枣煎　方由金匮此加辟】

组成：橘皮（陈皮）10g，竹茹7g，人参5g，甘草6g，大枣13g，生姜6g（以上金匮方）。本方为加味方，加半夏6g，麦冬10g，茯苓10g，生枇杷叶10g。

主治：神经性胃病，胃弱，消化不良，呕吐，呃逆，心悸，小便不利。

183. 橘皮枳实生姜汤（《金匮要略》）

【橘皮枳实生姜汤　痞满呃逆短气良】

组成：橘皮（陈皮）10g，枳实7g，生姜13g。

主治：胸中满而呕，以及呃逆不止，逆满短气。（经验上可靠）

184. 橘皮汤（《金匮要略》）

【橘皮汤只橘生姜　呕呃手足厥逆冷】

组成：橘皮（陈皮）10g，生姜10g。

主治：呃逆，呕吐，气逆，手足逆冷。（有效）

第一部　古方类之二　杂方类

1. 四逆散（《伤寒论》）

【四逆散里用柴胡　芍药枳实甘草须】

【此是阳邪成厥逆　敛阴泄热平剂扶】

组成：柴胡、芍药、枳实、甘草等分为散，每回 3g，一日三回。

主治：心下胁肋支结，拘急，气郁，羸瘦。妇人经闭不调，四肢不仁，或厥冷，或呃逆，或腹满，下利腹痛者。

2. 吴茱萸汤（《伤寒论》）

【吴茱萸汤人参枣　重用生姜温胃好】

【阳明寒呕少阴利　厥阴头痛皆能保】

组成：吴茱萸 7g，人参 5g，生姜 10g，大枣 13g。

主治：慢性胃炎，呕吐，以及胃肠病吐利，手足厥逆，干呕吐涎沫，头疼，小儿频吐血沫。（对慢性胃病呕吐而头痛时效最好）

3. 大黄牡丹皮汤（《金匮要略》）

【大黄牡丹瓜桃硝　肠痛便秘此方饶】

组成：大黄 10g，牡丹皮 10g，冬瓜子仁 30g，桃仁 10g，芒硝 10g。

主治：慢性盲肠炎，以及产后瘀血腹痛，大便秘，或肛门周围炎，直肠炎，或痔肿疼痛甚剧而便秘，子宫及其附属器官诸炎症，骨盆腹膜炎，横痃，淋病，淋毒性副睾丸炎，肾盂肾炎，肾结核，以及局限性腹膜或盲肠周围等化脓性炎症，发热口渴，有便秘倾向时，用本方则由下大便而去痛苦，肿瘤软化而缩小。（效果确实而可靠）

4. 腾龙汤（日本本朝经验方）

【方内再加苍苡草　解毒消肿腾龙标】

组成：大黄牡丹皮汤方加苍术 7g，薏苡仁 9g，甘草 3g。

主治：肛门周围炎，痔疮，睾丸炎，盲肠炎，前列腺炎，骨盘腹膜炎，横痃，子宫癌之初期。（可靠）

5. 肠痈汤（验方）

【肠痈汤瓜桃丹米　炎肿化脓此方安】

组成：薏苡仁 27g，冬瓜子 17g，牡丹皮 13g，桃仁 16g。

主治：慢性盲肠炎，局限性盲肠穿孔腹膜化脓，古称"缩脚肠痈"者。（轻症缓慢性盲肠炎的确有帮助）

6. 酸枣仁汤（《金匮要略》）

【酸枣仁汤川芎甘　茯苓知母一同餐】
【虚劳悸烦不得眠　久病尪羸服之安】

组成：酸枣仁 30g，知母、川芎各 10g，茯苓 16g，甘草 3g。

主治：烦悸而眠不安者，久病神经衰弱，贫血虚弱，肺结核潮热，盗汗，口干，咳嗽，或失血后心神恍惚不宁者。

7. 黄土汤（《金匮要略》）

【黄土术附地胶芩　甘草腹中下血珍】
【吐衄肠风久不止　妇人崩漏亦可施】

组成：甘草、地黄、白术、附子、阿胶、黄芩各 10g，伏龙肝 90g。

主治：伤寒肠出血，胃溃疡内出血，直肠出血（肠风）或吐血，妇人血崩，或因失血而萎黄浮肿虚寒。（对直肠溃疡出血最有效）

8. 薏苡附子败酱散（《金匮要略》）

【薏苡附子败酱散　肠痈腹肿甲错安】

组成：薏苡仁 20g，附子 3g，败酱草 10g。

主治：慢性盲肠炎及慢性皮肤病，如癫风、肌肤不仁、不知痛痒，肺脓疡而元气衰惫者。对妇人带下病，有时有很好的效果。（此方可靠）

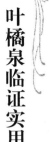

9. 排脓汤 (《金匮要略》)

【排脓汤甘桔姜枣】

组成：甘草、桔梗、生姜各 10g，大枣 16g。

主治：内脏化脓病，如肺脓疡、支气管蓄脓症、肠痈等，脓血黏痰急迫者。

10. 排脓散 (《金匮要略》)

【枳桔芍药排脓散】

组成：枳实、芍药各 10g，桔梗 3g。

主治：疮痈溃脓，胸腹拘满，若吐黏痰，或便脓血及骨槽风，淋巴结炎，化脓，以及急性咽喉炎，腐烂疼痛，或产后恶露壅滞，腹拘挛而痛，心下痞塞者。

11. 乌梅丸 (《伤寒论》)

【乌梅丸用姜辛连　参附归桂椒柏垒】
【蛔厥腹痛久冷痢　呕吐反胃此方健】

组成：乌梅、细辛、附子、桂枝、人参、黄柏各 10g，当归、蜀椒各 7g，干姜 13g，黄连 20g，蜜丸，每回 3g，一日三次。

主治：慢性衰弱性胃肠病，慢性痢疾，反胃呕吐，肠寄生虫性腹痛，吐蛔虫。（应用适当，效果甚好）

12. 黄连阿胶汤 (《伤寒论》)

【黄连阿胶鸡子黄　黄芩芍药共成方】
【心中悸烦不得眠　毒痢脓血舌干尝】

组成：黄连 6g，芍药 5g，黄芩 4g，阿胶 10g，鸡子黄 1 枚。

主治：热病瘥后，虚烦不眠，眼中痛，懊侬，久痢腹中热痛，诸失血，身热，小便热淋，尿道炎，小儿疳痢，肠结核。（经验上效果可靠）

13. 十枣汤（《伤寒论》）

【十枣遂戟与芫花　胸胁掣痛癖饮和】

【干呕气短心下痞　悬饮喘息走痛攻】

组成：芫花、甘遂、大戟等分为末，大枣 10 枚煎汤，送药末 1g，一日三回。

主治：渗出性肋膜炎，头痛，心下痞硬，引胁下痛，支满，咳唾，以及腹水，水肿。又胸背掣痛不得息者，或肢体走注痛。（效颇佳用宜慎）

14. 葶苈大枣泻肺汤（《金匮要略》）

【葶苈大枣泻肺汤　浮肿咳逆喘鸣将】

【痰多稀薄属水饮　此方逐水有擅长】

组成：葶苈子 6g，大枣 30g。

主治：喘息浮肿，咳逆上气，胸满强急，小儿水气腹肿，兼下痢脓血，小便少者。

15. 赤小豆当归散（《金匮要略》）

【赤豆当归狐蚀肛　浆水调服效更彰】

【先血后便肠毒痔　肛痛脓血悉平康】

组成：赤小豆 30g，当归 16g，共研，一日三回分服。

主治：赤痢，肠痈，便毒，恶疮蚀肛。

16. 泽漆汤（《金匮要略》）

【泽漆汤用紫参甘　参桂姜夏白前芩】

【水饮内结上气咳　脉沉属里此方珍】

组成：泽漆 10g，半夏 10g，紫参 7g，生姜 10g，白前 10g，甘草、黄芩、人参、桂枝各 7g。（日本方与轙"泽漆汤"用泽漆 10g，鲤鱼去肠杂 2 寸，赤小豆 30g，生姜 7g，茯苓 10g，人参 3g，甘草 2g，较佳）

主治：大腹水气，四肢面目浮肿，胸胁逆气，咳嗽上气，甚则呼吸欲绝，心脏性水肿，肾脏性水肿，渗出性肋膜炎，肺水肿。（泽漆利尿有著效，紫参近日少用，方与轵方治水肿腹水似较原方佳）

17. 鳖甲煎丸（《金匮要略》）

【鳖甲煎丸疗疟母　柴芩夏朴桂姜参】

【桃芍鼠䗪射干合　紫葳蜣螂葶苈攻】

【丹皮大黄石韦硝　瞿麦阿胶蜂窠邀】

组成： 鳖甲306g，射干、黄芩、鼠妇、干姜、大黄各10g，紫葳（凌霄花）20g，芍药、牡丹皮、䗪虫各16g，柴胡、桂枝、石韦、厚朴、阿胶各10g，葶苈子、半夏、人参各3g，瞿麦7g，蜂房13g，芒硝36g，蜣螂20g，桃仁7g，炼蜜为丸，如弹子大，每服一丸，煎服，或研细服，一日二三回。

主治： 慢性久疟，脾脏肿大，古称"疟母"，或肝脾皆肿，腹膨胀者。（慢性病，须继续服半个月至一个月，方有效）

18. 蜀漆散（《金匮要略》）

【牡疟寒多蜀漆散　蜀漆云母龙骨添】

组成： 蜀漆、云母（烧）、龙骨等分为末。

主治： 疟疾寒多，脐下动悸者，久疟不断，以及痰食头痛。服之往往作吐，所谓吐疟之顽痰。

19. 牡蛎汤（《外台秘要》）

【牡蛎汤用麻蜀甘　胸腹动悸疟多寒】

组成： 牡蛎12g，麻黄9g，甘草6g，蜀漆9g。

主治： 疟疾恶寒甚，胸腹动剧者。（上两方对神经衰弱，无热性慢性疟疾有效）

20. 皂荚丸（《金匮要略》）

【上气浊唾皂荚丸　枣胶调服涤胶痰】

组成： 皂荚（研）蜜丸如梧桐子大，枣膏和汤服一二丸。

主治： 慢性支气管炎，或支气管扩张，蓄脓症，胶痰如漆，黏稠咯吐不出者，暂时急救用之。（应用宜审慎）

21. 桃花汤（《伤寒论》）

【下利脓血桃花汤　石脂粳米同干姜】

组成： 赤石脂20g，粳米26g，干姜13g。

主治： 慢性痢疾，直肠溃疡，腹痛下利脓血，久不止者，痛在小腹而呈虚寒症状者。

22. 白头翁汤（《伤寒论》）

【白头翁汤热下重　连柏秦皮白头翁】

组成： 白头翁7g，黄柏9g，黄连9g，秦皮9g。

主治： 急性肠炎，赤痢，热利后重，身热口渴，心烦，目赤肿，心悸者。

23. 白头翁加甘草阿胶汤（《金匮要略》）

【再加甘草阿胶入　产后下痢虚极方】

组成： 白头翁汤方加甘草、阿胶各7g。

主治： 白头翁汤证而有急迫者，肠出血，血痢较重者。（上两方功效可靠而满意）

24. 硝石矾石散（《金匮要略》）

【硝石矾石治黑疸　腹胀如水小腹满】

组成： 硝石（即火硝），矾石（烧）等分，研，每回1.5～2.5g，

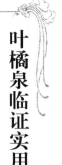

大麦粥汤和服，一日三回。

主治：肝脏病，胆石，黄疸，腹水，浮肿，以及痰喘咳嗽，气急，黄胖。（初步试验于胆石，效不显，但有多方报告称有效，待继续研究）

25. 猪膏发煎（《金匮要略》）

【诸黄猪膏乱发煎　燥矢便秘腹胀安】

组成：猪油120g，乱发一团，煎枯去发，取油服。

主治：肝脏病，黄疸（非胆石性者），大便燥结，腹胀急者。（胆石病不宜用此方，胆石忌猪油故也）

26. 柏叶汤（《金匮要略》）

【吐血不止柏叶汤　干姜艾叶马通襄】

【或加阿胶与童便　咯血干呕脉微良】

组成：侧柏叶、干姜、艾叶各5g，马通（即马尿，可改用童便）40mL，或加阿胶7g。

主治：咯血，衄血，一切出血，烦热，脉微无力者。（本方有卓效）

27. 蒲灰散（《金匮要略》）

【小便不利蒲灰散　蒲灰滑石二味专】

组成：蒲灰70g，滑石20g，共研和，每日三回，每回1.5～1.8g。（蒲灰即香蒲草烧成之灰）

主治：膀胱或尿道炎，小便淋痛，或溺血，肾炎，浮肿。

28. 滑石白鱼散（《金匮要略》）

【滑石白鱼乱松灰　五淋热痛饮服痊】

组成：滑石0.6g，发灰0.6g，白鱼（即蠹鱼）0.6g，共研细末，每日 1.8g，二三回分服。

主治：小便淋痛，妇人疝瘕，小便不利，或水肿，脚气。（上两方对尿道病有效）

29. 九痛丸（《金匮要略》）

【九痛丸治心胸痛　参附姜萸巴豆充】

【狼牙当是狼毒误　冷积腹痛效亦同】

组成：附子 7g，狼牙、巴豆、人参、干姜、吴茱萸各 3g，蜜丸，每服 0.3g，酒下。

主治：胃痉挛，胃炎，卒然心腹痛，胀闷，冷气上冲，以及落马坠车瘀血诸痛。（此方止痛有效）

30. 牡蛎泽泻散（《伤寒论》）

【牡蛎泽泻瓜蒌根　商陆葶苈蜀漆斟】

【更加海藻消下肿　动悸口渴脚气攻】

组成：牡蛎、泽泻、瓜蒌根、葶苈子、商陆、海藻、蜀漆各等分，为末，每日 3g，三回分服。

主治：甲状腺肿，以及脚气，腰以下肿，小便不利，口渴，胸腹有动悸者。（可靠）

31. 薯蓣丸（《金匮要略》）

【虚劳风气薯蓣丸　八珍柴桂桔麦冬】

【杏枣阿胶豆卷曲　白蔹干姜与防风】

组成：薯蓣（山药）30g，当归、桂枝、神曲、地黄、豆卷各 10g，甘草 20g，川芎、麦冬、芍药、白术、杏仁、防风各 6g，人参、阿胶各 7g，柴胡、桔梗、茯苓各 5g，干姜 3g，白蔹 2g，大枣肉为膏，略加蜂蜜为丸，每日 9g，二回分服。

主治：虚损，头眩，心悸，烦乱，神经衰弱，歇斯底里。

89

32. 侯氏黑散（《金匮要略》）

【侯氏黑散治大风　菊花细辛桔防风】

【参术芩苓归芎桂　牡蛎矾石与干姜】

组成： 菊花40g，防风、白术10g，桔梗8g，细辛、茯苓、牡蛎、人参、黄芩各5g，矾石、当归、干姜、川芎、桂枝各3g，共为细末，每日3g，三回分服，温酒送下。

主治： 所谓大风，即中风卒倒、痰涎昏迷、偏枯不遂等症。（本方未曾经验）

33. 风引汤（《金匮要略》）

【风引汤治热瘫痫　大黄干姜龙牡桂】

【甘滑寒水石膏合　赤白石脂紫石英】

组成： 大黄、干姜、龙骨各5g，桂枝3g，甘草、牡蛎各2g，寒水石、滑石、赤石脂、白石脂、紫石英、石膏各6g，共为末，每日18～24g，煎汤二三回分服。

主治： 癫痫，发热，痉挛，抽搐。（此方不但未试验，且有可疑之处，以误传误，药物不伦不类，不甚可靠）

34. 文蛤汤（《伤寒论》）

【文蛤汤用膏杏甘　麻黄枣草一同添】

【渴欲得水而食饮　喘咳气急头痛安】

组成： 文蛤16g，麻黄、甘草、生姜、大枣各7g，石膏16g，杏仁9g。

主治： 喘咳，气急，而烦渴欲饮者。

35. 文蛤散（《金匮要略》）

【文蛤一味单为散　渴饮不止此方专】

组成： 文蛤研细，每服 3g，一日二三回分服。

主治： 消渴，引饮不止。（文蛤，为海蛤类的花蛤）

36. 土瓜根散（《金匮要略》）

【土瓜根散桂芍䗪　经闭带下此方瘥】

组成： 土瓜根、芍药、桂枝、䗪虫等分，每服 3g，每日二三回。（土瓜即"王瓜"，为瓜蒌的一种，药市"瓜蒌仁"即本品种子）

主治： 小腹拘急，经水不利，带下，子宫筋肿肉肿，睾丸疝肿，等等。

37. 头风摩散（《金匮要略》）

【头风摩散盐附子】

组成： 附子炮食盐等分，为末。外用摩擦头部。

主治： 头风，头痛。（未曾试用）

38. 獭肝散（《肘后备急方》）

【儿痘传尸獭肝散】

组成： 獭肝研细为末，每服 1.5～2.1g，一日三回，开水送服。

主治： 小儿痘疮后传尸瘵，骨蒸，即肺结核的症状之一。

39. 赤丸（《金匮要略》）

【寒气厥逆赤丸方　乌头细辛茯夏匡】

组成： 乌头 30g，细辛 30g，茯苓 90g，半夏 60g，共研蜜丸，朱砂为衣，每日服 3g，分二三次，温酒送下。

主治： 心下悸，有痰饮，呕而腹痛，且辘辘有声者。又疝家胁腹挛痛，恶寒眩悸者。

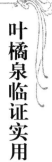

40. 紫参汤（《金匮要略》）

【下利腹痛紫参汤　紫参甘草二味藏】

组成：紫参 12g，甘草 3g。

主治：下利腹痛。（功效未明）

41. 王不留行散（《金匮要略》）

【金疮王不留行散　蒴翟桑皮朴草含】
【芩芍干姜与花椒　外敷内服两皆安】

组成：王不留行 10g，蒴翟 10g，桑白皮、厚朴各 2g，甘草 10g，白芍、黄芩、干姜各 2g，花椒 3g。

主治：一切痈肿及乳痈等。

42. 千金三物黄芩汤（《金匮要略》）

【千金三物黄芩汤　黄芩苦参与地黄】
【产后四肢苦烦热　劳热久咳骨蒸良】

组成：黄芩 3g，地黄 12g，苦参 6g。

主治：骨蒸劳热，久咳，诸出血症，肢体烦热，手心热夜甚者，产褥热，以及妇人产后头痛。（有效）

43. 紫石寒食散（《金匮要略》）

【紫石寒食二石英　石脂余粮钟乳粉】
【蒌根防风姜附桂　文蛤桔梗鬼臼并】

组成：紫石英、白石英、赤石脂、禹余粮、钟乳粉、瓜蒌根、防风、桔梗、文蛤、鬼臼各 10g，干姜、附子各 4g，桂枝 5g，共为散，每服 2g，酒送下。

主治：伤寒已愈，久病痼疾，偏枯着床，惟向近死，才可用之。（本方与侯氏黑散同样可疑）

44. 黄芪芍药桂枝苦酒汤 (《金匮要略》)

【黄芪芍桂苦酒汤　浮肿体痛黄汗将】

【发热脉沉口渴饮　状如风水汗正黄】

组成：黄芪 12g，芍药 10g，桂枝 6g，苦酒 (醋) 30mL 和水煎服。

主治：风湿，浮肿，汗出沾衣色黄如柏汁，口渴脉沉者。(有相当功效)

45. 枳实芍药散 (《金匮要略》)

【枳实芍药合为散　产后腹痛及烦满】

组成：枳实、芍药等分，为散，每服 2g，每日三次。

主治：腹痛拘挛，烦满，呕吐，下利，或吐下蛔虫者。(有良好效果)

46. 枳术汤 (《金匮要略》)

【枳术汤中亦二味　水饮坚块大如盘】

组成：枳实 10g，白术 7g。

主治：心下坚满，小便不利，或心下满痛者。肾脏结石、膀胱结石等之小便不利而腹中有块痛者。(经验上有效果)

47. 干姜人参半夏丸 (《金匮要略》)

【干姜人参半夏丸　妊娠呕吐腹痛寒】

组成：干姜、人参各 3g，半夏 6g，生姜汁为丸，每服 3g，一日三回。

主治：孕妇呕吐，胸中冷，腹痛，醋心，心下痞硬，干呕不止者，或小儿脾虚腹泻者。(效可靠)

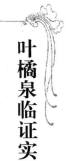

48. 当归贝母苦参丸（《金匮要略》）

【归母苦参疗郁热　善治妊娠小便难】

组成：当归、贝母、苦参各 120g，研细蜜丸，每服 3g，一日三回。

主治：孕妇发热，小便不利。膀胱炎，尿道炎，妇女子宫及尿道传染性疾患。

49. 竹叶汤（《金匮要略》）

【产后中风竹叶汤　附桂甘桔参枣姜】
【防风葛根项强急　头痛发热喘汗康】

组成：竹叶 7g，葛根 9g，防风、桔梗、桂枝、人参、甘草各 3g，附子 2.5g，大枣 4 枚，生姜 5g。

主治：产后发热痉挛。脑充血，发热，面赤，头痛恶寒者。

50. 竹皮大丸（《金匮要略》）

【竹皮大丸烦呕逆　桂膏甘草白薇襄】

组成：竹茹 20g，石膏 30g，桂枝 10g，甘草 30g，白薇 10g，枣肉为丸，每服 2g，一日三回。

主治：发热甚，烦乱，呕逆，诸药不入者。

51. 白术散（《金匮要略》）

【妊娠养胎白术散　川芎牡蛎蜀椒安】
【肥满宿寒胎易损　调补冲任扶养全】

组成：白术、川芎、蜀椒各 30g，牡蛎 40g，共为散，每服 3g，一日三回，酒水送下。

主治：调补养胎，治肥胖妇人妊娠时羊水过多，而有流产习惯者。胎不安，腹痛呕吐，心烦者。（效果非常好）

52. 近效术附汤 (《金匮要略》)

【近效术附姜枣甘　风虚头重苦眩餐】

组成：白术 6g，附子 3g，甘草 3g，生姜 6g，大枣 3 枚。

主治：慢性肾炎，浮肿，小便不利。脑缺血，头眩头重。

53. 升麻鳖甲汤 (《金匮要略》)

【升麻鳖甲当归甘　蜀椒雄黄阳毒斑】
【阴毒面青身疼痛　减去椒雄亦可参】

组成：升麻 3g，鳖甲 10g，当归 7g，甘草 3g，蜀椒 3g，雄黄 3g。

主治：瘟疫时毒发斑疹（斑疹伤寒），喉痹急症，有时适宜。

54. 苇茎汤 (《金匮要略》)

【苇茎汤用瓜薏桃　胸中甲错肺痈消】

组成：苇茎（芦根）7g，薏苡仁 30g，桃仁 7g，冬瓜子 7g。

主治：肺痈，胸中甲错，慢性肺坏疽之恶病质，吐脓血、臭痰者。

55. 四顺汤 (《圣济总录》)

【四顺甘桔真紫菀　肺痈咳嗽服之松】

组成：甘草 7g，桔梗 5g，贝母、紫菀各 6g。

主治：肺痈，咳唾脓血。（上两方对于肺脓疡有相当功效）

第二部　后世方类之一　分类方剂

四君子汤类

四君子汤　六君子汤　异功散　香砂六君子汤

香砂养胃肠汤　参苓白术散　补中益气汤　归脾汤　钱氏白术散

人参养荣汤　清心莲子饮　半夏天麻白术汤

1. 四君子汤（《太平惠民和剂局方》）

【四君子汤中和宜　参术茯苓甘草比】

组成：人参、甘草各4g，白术、茯苓各7g。

主治：胃肠虚弱，心腹胀痛，食欲不思，肠鸣泄泻。诸失血后贫血，唇色白。老人痔出血，遗尿，慢性腹膜炎，慢性胃肠炎，呕吐下利。

2. 六君子汤（《万病回春》）

【益以夏陈名六君　祛痰补气阳虚饵】

组成：四君子汤方加半夏、陈皮各5g。

主治：慢性胃肠炎，病后食欲不振，吐泻，倦怠，好眠，虚性膨胀，虚寒腹痛或腹痛泄泻。衰弱者之感冒。（上两方均有良效）

3. 异功散（《万病回春》）

【除却半夏名异功　或加香砂胃寒使】

组成：六君子汤方去半夏。

主治：六君子汤证而不呕者。又小儿营养障碍，消化不良性善饥症。（确有卓效）

4. 香砂六君子汤（《万病回春》）

组成：六君子汤方加木香3g，砂仁6g。

主治：慢性腹膜炎，慢性胃肠炎，胃弛缓，胃溃疡后食欲不振，消化不良。（效果甚好）

5. 香砂养胃汤 (《万病回春》)

【香砂养胃四君全　蔻附姜枣与平胃】

【痞闷不食口无味　脾胃虚寒食滞宜】

组成：白术 5g，苍术、厚朴、陈皮、香附、蔻仁、人参、生姜各 4g，砂仁、木香、甘草各 2g，茯苓 7g，大枣 3 枚。

主治：慢性胃肠炎，病后食欲不振，阳痿，结核性疾患无热者，食欲不进者。

6. 参苓白术散 (《太平惠民和剂局方》)

【参苓白术扁豆陈　山药甘莲砂苡仁】

【桔梗祛痰兼治咳　枣汤调服益脾神】

组成：人参、莲子、桔梗、薏苡仁各 4g，白术 5g，茯苓、陈皮、山药、扁豆各 7g，砂仁、甘草各 3g，为散。每服 3g，一日三回。

主治：慢性肠炎，肠结核，肺结核，病后易泄泻者，带下。

7. 补中益气汤 (《脾胃论》)

【补中益气芪术陈　升柴参草当归身】

【虚痨内伤功独擅　亦治阳虚外感因】

组成：黄芪、人参、白术、大枣各 7g，当归 5g，陈皮、生姜各 4g，甘草、柴胡各 3g，升麻 2g。

主治：慢性肋膜炎，腹膜炎，肺尖炎，夏瘦，痔疾，脱肛，慢性久疟疾，久淋，感冒，内伤，烦劳，心烦身热，头痛恶寒，懒言恶食，或便秘自汗。

8. 归脾汤 (《济生方》)

【归脾汤用术参芪　归草茯神远志随】

【酸枣木香龙眼肉　煎加姜枣益心脾】

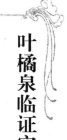

【怔忡健忘俱可却　肠风崩漏均能医】

组成：黄芪、当归各4g，人参、白术、茯神、酸枣仁、龙眼肉各5g，远志、大枣、生姜各3g，甘草、木香各2g。

主治：诸出血性贫血，神经衰弱，健忘症，不眠症，食欲不振，月经不顺，瘰疬，歇斯底里，遗精，白浊。

9. 钱氏白术散（《小儿药证直诀》）

【钱氏白术用四君　藿木二香与葛根】

【脾虚感冒呕且泻　慢性瘅痹口渴斟】

组成：人参、白术、茯苓、葛根各7g，藿香、木香各3g，甘草5g。

主治：小儿消化不良，感冒兼吐泻及糖尿病。

10. 人参养荣汤（《太平惠民和剂局方》）

【人参养荣即十全　除却川芎五味联】

【陈皮远志加姜枣　肺脾气血补方先】

组成：人参、黄芪、白术、桂枝、陈皮、生姜各4g，茯苓2g，当归、芍药各5g，地黄、大枣各7g，五味子、远志、甘草各3g。

主治：病后衰弱，肺结核，肋膜炎，遗精，产后衰弱，肿疡后之坏症。体弱气虚血不足，惊悸，健忘，寝汗，发热，食少无味，身倦，肌瘦，色枯，气短，毛发脱落，小便赤色，亦治发汗过多。

11. 清心莲子饮（《太平惠民和剂局方》）

【清心莲子石莲参　地骨黄芩赤茯苓】

【芪草麦冬车前子　躁烦消渴及带淋】

组成：莲子、麦冬、茯苓各7g，人参、地骨皮各5g，黄芪、黄芩各4g，车前子5g，甘草3g。

主治：肾结核初期，慢性淋病，膀胱炎，慢性肾盂肾炎，带下症，神经衰弱及糖尿病，口舌生疮，消渴，遗精，淋浊，五心烦热，过劳即发，又妇人崩漏带下。

12. 半夏天麻白术汤（试效方）

【半夏天麻白术汤　参芪黄柏及干姜】

【苓泻麦芽苍术曲　太阴痰厥头痛良】

组成： 半夏、陈皮、苍术、白术、茯苓各 5g，麦芽、天麻、生姜、神曲各 4g，黄芪、人参、泽泻、黄柏各 3g，干姜 2g。

主治： 消化机能失常而致头晕目眩，食后嗜睡，虚弱者之高血压。（以上诸方运用适当均有良效）

四 物 汤 类

四物汤　八珍汤　十全大补汤　胃风汤　疏经活血汤

滋阴降火汤　逍遥散　芎归调血饮　大防风汤　补阴汤

13. 四物汤（《太平惠民和剂局方》）

【四物地芍与归芎　血家百病此方宗】

组成： 当归 6g，芍药 6g，川芎 6g，地黄 6g。

主治： 本方被称为妇科圣药，能补血液，改善血行，安静妇女之神经。凡贫血妇人之口唇苍白，脉搏沉弱者，以及月经异常，子宫出血，带下，产前产后诸病，例如产后之脚气，产后之舌烂，或产后萎黄、皮肤病。

14. 八珍汤（《瑞竹堂经验方》）

【八珍合入四君子　气血双疗功独崇】

组成： 四物汤方加四君子汤方。

主治： 诸贫血，痈疽溃后，疟后产后衰弱，月经延期，妇人腰痛带下，等等。

15. 十全大补汤 (《太平惠民和剂局方》)

【再加黄芪与肉桂　十全大补补方雄】

组成: 八珍汤方加黄芪 4.5g, 肉桂 3g。

主治: 肺结核之无热者, 痢疾后, 瘰疬, 脊椎骨疡, 梦遗, 滑精, 带下, 下血脱肛, 久病后视力衰退, 麻痹症, 心脏瓣膜病, 白血病, 等等。

16. 胃风汤 (《太平惠民和剂局方》)

【十全除去芪地草　加粟煮之名胃风】

组成: 十全大补汤除去黄芪、地黄、甘草, 加粟米 20g。

主治: 胃弱消化不良, 慢性胃肠炎。(以上诸方经验上均有效)

17. 疏经活血汤 (《万病回春》)

【疏经活血四物先　羌防苓术草桃牛】
【龙胆威己姜陈芷　风湿痹痛经闭痊】

组成: 当归 5g, 芍药 6g, 地黄 8g, 苍术 3g, 川芎 3g, 桃仁、陈皮各 2.5g, 威灵仙 2g, 防己 2g, 羌活 2g, 茯苓 3g, 牛膝 2g, 防风 2g, 龙胆草 2g, 白芷 1.5g, 甘草 1.5g, 生姜 2g。

主治: 急性肌肉风湿, 慢性关节风湿, 腰痛, 月经闭止, 脚气, 坐骨神经痛, 半身不遂。

18. 滋阴降火汤 (《万病回春》)

【滋阴降火地二冬　知柏归芍术草同】
【陈皮姜枣兼竹茹　虚痨潮热有奇功】

组成: 当归 4.5g, 芍药 4.5g, 地黄 6g, 天冬 4.5g, 麦冬 3g, 白术 4.5g, 陈皮 2g, 知母 3g, 黄柏 3g, 甘草 2g, 大枣 6g, 生姜 3g, 竹茹 4.5g。

主治：结核病，肺尖炎，干性肋膜炎，急慢性支气管炎，急慢性肾盂肾炎，糖尿病，遗精，淋浊。

19. 逍遥散（《太平惠民和剂局方》）

【逍遥散用当归芍　柴苓术草加姜薄】

【散郁除蒸功最奇　调经八味丹栀着】

组成：当归 4.5g，芍药 6g，白术 4.5g，茯苓 4.5g，柴胡 4.5g，甘草 3g，生姜 2.1g，薄荷 2.1g，或加牡丹皮 3g，栀子 3g。

主治：肺尖炎，妇人气郁，月经不顺，慢性尿道炎，皮肤病，产后口舌赤烂。

20. 芎归调血饮（《万病回春》）

【芎归调血地乌陈　苓术姜草香附增】

【姜枣益母丹皮合　产后气血诸病宁】

组成：当归 3g，川芎 3g，地黄 6g，白术 3g，茯苓 3g，陈皮 3g，乌药 3g，香附 3g，牡丹皮 3g，干姜 2.1g，益母草 2.1g，甘草 1.5g，大枣 6g，生姜 3g。

主治：产后调理，产褥热之轻症，产后头痛耳鸣，动悸眩晕，上冲，子宫瘀血留滞，脚气，月经不调，痛经。

21. 大防风汤（《太平惠民和剂局方》）

【大防风汤膝芪羌　八珍去茯仲枣姜】

【风湿痹痛脚痿躄　气血筋壮腰脚强】

组成：当归 4.5g，芍药 4.5g，地黄 4.5g，黄芪 4.5g，防风 4.5g，杜仲 4.5g，白术 4.5g，川芎 3g，人参 2g，羌活 2g，牛膝 2g，甘草 2g，生姜 3g，大枣 6g。

主治：高血压，血管硬化，末梢性神经性麻痹，脚气，慢性风湿，产后痿躄。

22. 补阴汤 (《万病回春》)

【肾虚腰痛补阴汤　归芍知柏二地黄】
【杜仲牛膝参苓草　故纸陈枣姜茴香】

组成：人参 3g，当归 3g，芍药 3g，生地黄 3g，熟地黄 3g，陈皮 3g，牛膝 3g，破故纸（补骨脂）3g，茯苓 3g，杜仲 3g，茴香 2.1g，知母 2.1g，黄柏 2.1g，甘草 1.5g，大枣 6g，生姜 3g。

主治：腰背神经痛，腰部冷感，慢性肾炎，游走肾，高血压，足膝萎弱无力。（以上方均可靠）

八 珍 汤 类

养血安神汤　联珠饮

23. 养血安神汤 (《万病回春》)

【养血安神四物先　陈草苓术与黄连】
【柏枣镇静心亢进　补血调经衰弱痊】

组成：当归 3g，芍药 3g，地黄 6g，陈皮 4g，川芎 3g，茯苓 3g，白术 4.5g，甘草 2g，黄连 1.5g，柏子仁 4.5g，酸枣仁 4.5g。

主治：少女萎黄病，贫血，神经衰弱，心悸失眠，产后衰弱，月经不调，歇斯底里。（此方功效相当好）

24. 联珠饮 (《内科秘要》)

【联珠饮用四物先　苓桂术甘复方全】
【贫血动悸兼水肿　气逆喘促服之痊】

组成：四物汤方合苓桂术甘汤方。

主治：贫血，心脏病性水肿，心悸亢进，小便不利，浮肿性脚气，行动气逆喘促者。（效很好）

地 黄 汤 类

六味地黄丸　七味都气丸　附桂八味丸（金匮肾气丸）　知柏八味丸

25. 六味地黄丸（《小儿药证直诀》）

【六味地黄茯苓丹　萸肉山药泽泻侪】

组成： 熟地黄 24g，茯苓 9g，牡丹皮 9g，山茱萸 12g，山药 12g，泽泻 9g，共为细末，蜜为丸，每日三回，每回 5g，盐汤送下。

主治： 肺结核，神经衰弱，病后衰弱不复，贫血，耳鸣，心悸，失眠，健忘，遗精，遗尿，老人尿频，糖尿病，等等。

26. 七味都气丸（《医贯》）

【再加五味名都气　阴虚喘咳服之安】

组成： 六味地黄丸方加五味子 9g。

主治： 肺结核咳嗽，气逆喘促，咽喉干燥，声音不亮，咽痛，喉头结核之初期。

27. 附桂八味丸（《金匮要略》）

【金匮肾气添桂附　亦称附桂八味丸】

组成： 六味地黄丸方加附子、肉桂各 3g。

主治： 老人肾萎缩，夜尿，尿频，慢性肾炎，小便不利，糖尿病，麻痹型水肿性脚气病，慢性衰弱性肾脏病，高血压，血管硬化症，坐骨神经痛，腰神经痛，膀胱肌无力之小便余沥，等等。（本方功效广泛而可靠）

28. 知柏八味丸（《景岳全书》）

【六味加入知母柏　知柏八味劳热餐】

组成： 六味地黄丸方加知母、黄柏各 6g。

主治：结核潮热，盗汗，遗精，咳嗽咽痛，神经性头晕耳鸣，齿龈浮肿，肾结核尿血，等等。（轻症肾结核尿血编者经验有效）

二 陈 汤 类

二陈汤　枳缩二陈汤　瓜蒌枳实汤
参苏饮　竹茹温胆汤　苏子降气汤

29. 二陈汤（《太平惠民和剂局方》）

【二陈汤用半夏陈　生姜茯苓甘草臣】
【利气调中兼去湿　诸种痰饮此方珍】

组成：半夏 7g，陈皮 7g，茯苓 9g，甘草 3g，生姜 6g。

主治：胃弱，胃内停水，胃部不快，古称"痰饮"，恶心呕吐，眩晕头痛，心悸，或不定期发热，舌苔白腻，食欲不振，口中多腻唾，咳嗽痰涎稀薄。

30. 枳缩二陈汤（《万病回春》）

【枳缩香附干姜朴　茴香延胡草果仁】
【痰涎上膈呕攻痛　再加生姜效更神】

组成：前方加枳实、香附、厚朴、延胡各 3g，茴香、木香、草果、干姜各 1.5g，砂仁 2.1g。

主治：胃痛，胃痉挛，心脏神经痛，留饮，胃扩张。（效极好）

31. 瓜蒌枳实汤（《万病回春》）

【瓜蒌枳实香砂陈　甘茯贝桔栀子芩】
【再入当归姜竹茹　痰结胸痛咳喘平】

组成：当归、茯苓各 5g，瓜蒌、桔梗、陈皮、黄芩各 3g，贝母、木香、甘草、栀子、砂仁、枳实各 1.5g，生姜、竹茹各 3g。

主治：急慢性支气管炎，肺炎，肋间神经痛，脑出血，肩凝，胸中痞塞，痰结胸中，胸膈满闷，胶痰咳不出而阻塞，气急，寒热，古称"痰迷心窍"，言语不能。（运用适当效果可靠）

32. 参苏饮（《太平惠民和剂局方》）

【参苏饮内用陈皮　枳壳前胡半夏宜】

【干葛木香甘桔茯　姜枣感冒痰食郁】

组成：紫苏叶、陈皮、桔梗、葛根、前胡、大枣、生姜各3g，半夏、茯苓各5g，枳壳2.4g，人参2.1g，木香、甘草各1.5g。

主治：流行感冒，支气管炎，酒毒，气郁，恶阻，不拘内伤外感，发热头疼，呕逆，咳嗽，痰塞中焦，眩晕嘈烦。

33. 竹茹温胆汤（《万病回春》）

【竹茹温胆二陈参　香附枳桔黄连增】

【柴胡姜枣开痰郁　惊悸不眠躁烦宁】

组成：柴胡1.5g，香附3g，人参、黄连、甘草各1.5g，桔梗、陈皮、枳实、大枣、生姜各3g，半夏、竹茹、茯苓各5g。

主治：不眠症，胸中郁热，咳嗽，惊悸，酒客痰浊迷蒙，心悸亢进。（效尚好）

34. 苏子降气汤（《太平惠民和剂局方》）

【苏子降气橘半归　前胡桂朴草姜依】

【下虚上盛痰嗽喘　亦有加参贵合机】

组成：紫苏子5g，半夏6g，陈皮5g，厚朴3g，前胡5g，桂心2.4g，当归5g，甘草、生姜、大枣各3g。

主治：喘息，脚气，耳鸣，齿槽脓漏，吐血，衄血，口中糜烂，水肿，胀满，脑充血，走马牙疳。

平气消痰，畅中通便之剂。治气喘，痰饮，不得卧。（此方效佳不

可思议）

平 胃 散 类

平胃散　胃苓汤　平陈汤　柴平汤

不换金正气散　五积散　熟料五积散

香朴汤　分消汤　人参养胃汤　藿香正气散

35. 平胃散（《太平惠民和剂局方》）

【平胃散是苍术朴　陈皮甘草四般药】

【除湿散满驱岚瘴　调胃诸方从此扩】

组成：苍术7g，厚朴、陈皮各5g，甘草2g。

主治：急慢性胃炎，胃下垂，胃扩张，黄胖病，喘息，胎盘残留。因食毒而致头痛，眼疾，头疮，脐中湿烂出水。

36. 胃苓汤（《万病回春》）

【或合二陈或五苓　硝黄麦曲均堪着】

组成：平胃散方合五苓散方为胃苓汤。

主治：平胃散与五苓散两方证兼病者，便秘加硝黄，消化不良加麦芽、神曲。

37. 平陈汤（《医学入门》）

组成：平胃散方合二陈汤方为平陈汤。

主治：平胃散与二陈汤两方证兼病者。

38. 柴平汤（《景岳全书》）

【若合小柴名柴平　煎加姜枣并除疟】

组成：平胃散方合小柴胡汤方，名柴平汤。

主治：疟疾，间歇热，兼消化不良者。

39. 不换金正气散（《太平惠民和剂局方》）

【又不换金正气散即是此方加夏藿】

组成：平胃散方加半夏 5g，藿香 7g。

主治：流感之属胃肠型者。急性胃炎，痞闷呕吐，以及不惯水土，而胸闷不思食，呕吐者。（以上方效果均不错）

40. 五积散（《太平惠民和剂局方》）

【五积散治五般积　麻黄苍芷芍归芎】

【枳桔桂姜甘茯朴　陈皮半夏加姜葱】

组成：苍术、陈皮、茯苓、半夏、当归、生姜、葱白各 4g，厚朴、川芎、桔梗、干姜、桂枝、麻黄、甘草各 2g，芍药、白芷、枳壳各 3g。

主治：急慢性胃炎，胃痉挛，胃扩张。脚气，疝气，神经痛，腰痛，带下，月经痛，心脏瓣膜病。又用于催生，跌打扑损，以及中风。

41. 熟料五积散（《太平惠民和剂局方》）

【除桂枳陈余略炒　熟料又增温散功】

【温中解表祛寒湿　散痞调经用各充】

组成：五积散方除去枳实、陈皮、桂枝，余药炒熟。

主治：五积散证而寒热，经闭，痞闷者。（上两方均有良效）

42. 香朴汤（《万病回春》）

【香朴汤内朴附香　腹痛不食因寒冷】

组成：厚朴、香附各 4g，木香 3g。

主治：慢性胃肠病，腹痛，胃痛，下利痞闷者。

43. 分消汤 (《万病回春》)

【分消胃苓去桂草　附香砂枳腹灯姜】

组成：苍术、白术、茯苓、陈皮各5g，厚朴、香附、猪苓、泽泻、大腹皮、生姜各4g，枳实2g，砂仁、木香、灯心草各2g。

主治：腹膜炎初期，肾炎，腹水膨胀之初期。

44. 人参养胃汤 (《太平惠民和剂局方》)

【人参养胃即平胃　夏藿草果乌梅联】
【姜枣茯苓呕逆治　感冒痰食疟疾痊】

组成：苍术、大枣各7g，半夏、茯苓各5g，厚朴、陈皮、生姜各4g，藿香、草果、人参、乌梅各3g，甘草2g。

主治：疟疾，感冒，食伤，小儿疳积。

45. 藿香正气散 (《太平惠民和剂局方》)

【藿香正气大腹苏　甘桔陈苓术朴俱】
【半夏白芷加姜枣　感冒岚瘴并能驱】

组成：大枣7g，白术、半夏、茯苓各5g，厚朴、陈皮、藿香、紫苏叶、生姜各4g，桔梗、大腹皮、白芷各3g，甘草2g。

主治：夏月感冒，中暑，急性胃肠炎，食滞，咳嗽，牙痛。

鸡 鸣 散 类

鸡鸣散　三和散

46. 鸡鸣散 (《外台秘要》)

【鸡鸣散是绝奇方　苏叶吴萸桔梗姜】
【瓜橘槟榔煎冷服　脚气浮肿效彰彰】

组成：槟榔 6g，木瓜 4.5g，生姜 4.5g，橘皮 4.5g，桔梗 4.5g，紫苏叶 3g，吴茱萸 2g，或加茯苓 6g。

主治：脚气，肾炎，妊娠浮肿性脚气，脚气冲心，神经性脚气，胸满浮肿气急。

47. 三和散（《太平惠民和剂局方》）

【三和沉木芎术甘　鸡鸣散中桔萸换】

【胸胁胀闷大腹入　风气血秘挛痛安】

组成：沉香 2.4g，紫苏叶 4.5g，大腹皮 4.5g，木香 2.4g，橘皮 3g，槟榔 3g，木瓜 3g，生姜 3g，白术 4.5g，川芎 4.5g，甘草 1.5g。

主治：疝气，脚气，大便秘，小便闭，筋痉挛，腹膜炎，阴囊挛痛，腰痛，风湿病，肝硬化，腹水肿胀。（上两方对脚气有卓效）

苓桂术甘汤类

定悸饮　针砂汤　变制心气饮　小品奔豚汤　奔豚汤

48. 定悸饮（日本栎窗方）

【定悸饮用牡吴萸　苓桂术甘李根皮】

组成：牡蛎 6g，吴茱萸 2.4g，茯苓 6g，桂枝 3g，白术 3g，甘草 6g，李根皮 4.5g。

主治：心脏瓣膜病，以及神经性心悸亢进。（可靠）

49. 针砂汤（日本原南阳方）

【针砂汤除吴萸李　加参贫血心悸愈】

组成：定悸饮方除吴茱萸，李根皮，加人参 3g，针砂 6g。

主治：贫血，心脏病，神经性心悸。（本方效很好）

50. 变制心气饮（日本本朝经验）

【变制心气桂苓甘　槟夏吴萸木通参】
【苏子枳实桑皮鳖　痞坚胀满浮肿安】

组成：桂枝2.4g，半夏、茯苓各4.5g，甘草2.1g，槟榔6g，吴茱萸2.4g，木通2.4g，紫苏子3g，枳实3g，桑白皮4.5g，鳖甲6g。

主治：脚气冲心，呕吐，心悸，咳喘气逆，心脏性浮肿，心下坚，脾肿。（有卓效）

51. 小品奔豚汤（《小品方》）

【奔豚汤用桂甘参　瓜蒌芩葛芎李根】

组成：桂枝3g，甘草2.4g，人参3g，瓜蒌4.5g，黄芩4.5g，生葛根4.5g，川芎3g，李根皮4.5g。

主治：奔豚气上冲胸，挟有热邪，口渴者。

52. 奔豚汤（《金匮要略》）

【小品除去参蒌桂　加入姜夏归芍停】

组成：甘草3g，川芎3g，当归6g，半夏4.5g，黄芩4.5g，生葛根4.5g，芍药4.5g，生姜3g，李根皮4.5g。

主治：奔豚而兼夹热邪者。

香 苏 散 类

香苏散　正气天香散　行气香苏散

53. 香苏散（《太平惠民和剂局方》）

【香苏散甘草陈皮　气郁感冒食滞宜】

组成：香附3g，紫苏叶3g，陈皮3g，甘草2.4g。

主治：气滞之感冒，心腹痛，一切鱼蟹中毒，胃肠型流感，经闭，神经衰弱。

54. 正气天香散（《医学入门》）

【正气天香加乌药　妇人经闭气血郁】

组成：前方加乌药 2g。

主治：气血诸痛，经闭不顺者。

55. 行气香苏散（《古今医鉴》）

【羌芎枳乌麻黄合　行气香苏重症与】

组成：香苏散方加羌活 3g，川芎 3g，枳壳 2.4g，乌药 3g，麻黄 2.4g。

主治：胃炎，感冒，风湿病，疝气，痛经，等等。（以上三方均可靠）

败 毒 散 类

清上防风汤　荆防败毒散　人参败毒散　败毒散　消风败毒散

56. 清上防风汤（《万病回春》）

【清上防风荆栀翘　枳桔芩连芎芷草】
【头面疮疖风热毒　面疱赤鼻目炎消】

组成：荆芥 3g，栀子 4.5g，黄连 2g，枳壳 3g，甘草 2g，川芎 3g，黄芩 3g，连翘 4.5g，白芷 4.5g，桔梗 4.5g，防风 4.5g。

主治：头部湿疹，男女青年面疱，眼疾，充血，酒渣鼻，等等。（有相当效果）

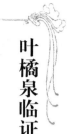

57. 荆防败毒散（《万病回春》）

【荆防败毒茯苓草　枳桔柴前羌独芎】

【薄荷生姜银翘合　痈疽疮疹毒能消】

组成： 防风 3g，荆芥 3g，羌活 3g，独活 3g，柴胡 2.4g，前胡 3g，薄荷 2.4g，金银花 3g，生姜 3g，甘草 2g，连翘 3g，桔梗 2.4g，枳壳 3g，川芎 2.4g，茯苓 4.5g。

主治： 乳痈，头疮，荨麻疹，眼疾，疥癣，化脓性皮肤病。

58. 人参败毒散（《太平惠民和剂局方》）

【人参败毒除防荆　时行感冒有奇功】

【去参单名败毒散　加入消风治亦同】

组成： 人参 6g，茯苓 9g，甘草 2g，枳壳、前胡、柴胡各 6g，桔梗 6g，羌活、独活各 9g，川芎 3g，薄荷 3g，生姜 3g，去人参为"败毒散"，加消风散方名"消风败毒散"。

主治： 流行性感冒，咳嗽头疼。（以上两方有著效）

第二部　后世方类之二　杂方类

1. 二仙汤（《寿世保元》）

【刘孟门传二仙汤　黄芩芍药等分量】

【痧疹内陷躁闷乱　看似平淡实奇方】

组成： 黄芩 9g，白芍 9g。

主治： 麻疹内攻，或麻疹下利腹痛之危笃症状，以及因麻疹而发肺炎，脑膜炎样症状，心脏衰弱。（本方治麻疹内陷效果不可思议）

2. 黄芪鳖甲散（《太平惠民和剂局方》）

【黄芪鳖甲地骨皮　芁菀参苓柴半知】

【地黄芍药天冬桂　甘桔桑皮劳热宜】

组成： 黄芪 3g，鳖甲 6g，地骨皮 3g，秦艽 3g，紫菀 3g，人参 2g，茯苓 4.5g，柴胡 3g，半夏 3g，知母 2g，地黄 6g，芍药 4.5g，天冬 4.5g，桂枝 2.4g，甘草 1.5g，桔梗 2.4g，桑白皮 4.5g。

主治： 肺结核，慢性支气管炎，风疟劳疟，养阴清肺，退虚热，止盗汗，自汗，镇咳逆，虚劳肺劳有效。

3. 秦艽扶羸汤（《杨氏家藏方》）

【秦艽扶羸鳖甲柴　地骨归菀乌梅偕】

【半夏人参枣姜草　肺痨蒸嗽服之佳】

组成： 秦艽、鳖甲、柴胡、人参、当归、紫菀、地骨皮、半夏、甘草各 3g，乌梅、大枣、生姜各 3g。

主治： 肺结核，咳嗽潮热，肺痿骨蒸，寒热往来，虚劳咳嗽。

4. 清脾饮（《济生方》）

【清脾饮用青朴柴　芩夏甘苓白术枣】

【更加草果姜煎服　热多阳疟此方佳】

组成： 青皮 3g，厚朴 3g，白术 4.5g，半夏 4.5g，柴胡 4.5g，黄芩 4.5g，茯苓 6g，草果 2.4g，甘草 2g，大枣 3g，生姜 3g。

主治： 疟疾，间歇热，寒热往来，热多寒少者。

5. 清肺汤（《万病回春》）

【清肺汤内用二冬　芩栀桑苓桔贝同】

【归草陈皮杏竹茹　五味姜枣诸咳松】

组成： 天冬、麦冬、桔梗各 3g，黄芩 4.5g，茯苓 4.5g，陈皮 3g，桑白皮 4.5g，贝母 3g，当归 3g，杏仁 3g，栀子 3g，五味子 2g，甘草 2g，大枣、生姜各 3g，竹茹 3g。

主治：慢性支气管炎，肺尖炎，肺结核，喘息。

6. 川芎茶调散（《太平惠民和剂局方》）

【川芎茶调散荆防　辛芷薄甘香附羌】

【目昏鼻塞风攻上　正偏头痛悉平康】

组成：川芎、荆芥、薄荷各 4.5g，防风、羌活各 3g，香附、甘草、白芷各 3g，细辛 2g，细茶 3g。

主治：头痛，偏头痛，感冒鼻塞。

7. 菊花茶调散（《太平惠民和剂局方》）

【方内若加僵蚕菊　菊花茶调用亦藏】

组成：川芎茶调散方加天虫（僵蚕）4.5g，菊花 3g。

主治：同川芎茶调散证。（上两方有相当功效）

8. 八味带下方（《名家方选》）

【八味带下归芎黄　陈茯遗粮银木通】

组成：当归、川芎、茯苓、木通各 4.5g，陈皮 3g，遗粮（土茯苓）6g，金银花、大黄各 2.4g。

主治：子宫内膜炎，带下。（能收顿挫之效）

9. 甘汞丸（《日本勿误药室方函口诀》）

【阴中糜烂臭恶甚　黄连解毒甘汞襄】

组成：黄连解毒汤方研末 9g，加甘汞 3g。

主治：梅毒性带下恶臭，而阴部糜烂疼痛者。（未曾经验）

10. 舒筋立安散（《万病回春》）

【舒筋立安防独芎　羌芷苓草地半红】
【桃仁苍白星夏橘　瓜己威灵翘木通】
【龙胆芩竹附子入　关节顽痹服之松】

组成：防风、独活、川芎、羌活、白芷、茯苓、牛膝、甘草、地黄、苍术、白术、红花、桃仁、天南星、半夏、橘皮、木瓜、防己、威灵仙、连翘、木通、龙胆、黄芩、竹茹、附子各 2g。

主治：急慢性关节风湿，麻痹不仁，半身不遂，鹤膝风，慢性脚气。（此方有著效）

11. 当归六黄汤（《兰室秘藏》）

【当归六黄治汗出　芪柏芩连生熟地】
【泻火固表复滋阴　加麻黄根功更异】

组成：当归 10g，黄柏 6g，黄连 2g，黄芩 6g，生地黄 12g，熟地黄 12g，黄芪 12g，或加麻黄根 6g。

主治：阴虚盗汗，虚火上升，烦渴者。

神经衰弱，久病后之恢复期，自汗出，或睡中出汗，或热性病之末期。又用于慢性化脓病，以及神经衰弱之梦遗，慢性腹膜炎。（有效）

12. 丁香柿蒂汤（《济生方》）

【丁香柿蒂人参姜　呃逆因寒中气戕】
【济生香蒂仅二味　或加竹橘用皆良】

组成：丁香 6g，柿蒂 6g，人参 5g，生姜 2g，或加竹茹、橘红各 5g。

主治：胃肠弛缓性之消化不良，以及胃痉挛痛，横膈膜神经痉挛之呃逆。（有时有效，为相对的，非绝对性效果）

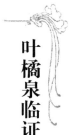

13. 辛夷散（汪讱庵方）

【辛夷散里藁防风　白芷升麻与木通】

【芎细甘草茶调服　鼻生息肉此方攻】

组成：辛夷、白芷、升麻、藁本、防风、川芎、细辛、木通、甘草等分为末，每服 10g，茶送下。

主治：慢性、肥厚性鼻黏膜炎，鼻中息肉。

14. 苍耳散（汪讱庵方）

【苍耳散内用薄荷　辛夷白芷四般和】

【葱茶调服肃肝肺　清升浊降鼻渊瘥】

组成：白芷 30g，薄荷、辛夷各 15g，苍耳子 6g，共为末，食前葱茶调下，每回 6g，一日三回，煎服。

主治：慢性鼻黏膜炎，上颚窦蓄脓症。（有相当帮助）

15. 丁香茯苓汤（《杨氏家藏方》）

【丁香茯苓止呕吐　姜附砂陈桂半夏】

组成：丁香 3g，茯苓 12g，附子 3g，半夏 12g，陈皮 6g，桂枝 6g，干姜、砂仁各 3g。

主治：慢性胃炎，呕吐反胃。（效很好）

16. 坚中汤（《备急千金要方》）

【坚中除丁附砂陈　芍草枣加胃安和】

组成：芍药 4.5g，甘草 3g，大枣 9g。

主治：胃弱、胃中停饮，呕吐，心下痞。（此方尚好）

17. 安中散（《太平惠民和剂局方》）

【安中散内桂延胡　良姜牡蛎甘茴砂】

组成：桂枝 9g，延胡索 6g，牡蛎 9g，茴香 3g，砂仁 3g，甘草 3g，高良姜 2g。

主治：胃脘痛，腹痛，肠疝痛，胸腹动悸冲逆。（有相当功效）

18. 解急蜀椒汤（《外台秘要》）

【解急蜀椒参草枣　粳半姜附胶饴和】

组成：蜀椒（花椒）4.5g，人参 6g，甘草 3g，大枣 9g，粳米 18g，半夏 12g，干姜 3g，附子 3g，饴糖 30g。

主治：肠蠕动不安，腹中攻痛，肠疝痛。（本方效果最好）

19. 神秘汤（《外台秘要》）

【久咳奔豚神秘汤　柴甘苏朴陈麻杏】

组成：麻黄 9g，杏仁 9g，厚朴 6g，陈皮 6g，甘草 4.5g，柴胡 4.5g，紫苏叶 4.5g。

主治：慢性支气管炎，喘咳气逆，胸腹动悸上冲者。（对慢性支气管喘咳有良效）

20. 喘四君子汤（《万病回春》）

【喘四君去柴麻杏　桑皮归砂沉水香】

组成：人参 4.5g，白术 6g，茯苓 9g，甘草 3g，陈皮 6g，紫苏子 4.5g，厚朴 6g，桑白皮 6g，当归 9g，砂仁 3g，沉香 2.4g，木香 2.4g。（即前方去柴胡、麻黄、杏仁，加四君子汤方，桑白皮、当归、砂仁、沉香、木香）

主治：老人衰弱体质之喘逆咳嗽，慢性支气管喘息，心脏性喘息。（效可靠）

21. 分心气饮（《太平惠民和剂局方》）

【分心气饮羌苏通　五皮桂枝两方同】

【灯心半夏青皮合　气郁还从水道通】

组成：桂枝、芍药、木通、半夏各 2.4g，甘草、灯心草各 2g，大枣、生姜、青皮、陈皮、大腹皮、羌活、紫苏叶各 3g，桑白皮、茯苓各 4.5g。

主治：神经衰弱，浮肿，慢性腹膜炎，妊娠咳嗽，乳房痛、肺结核类似症，小便不利，饮食不思。（运用适当功效颇好）

22. 养肺汤（《圣济总录》）

【养肺阿胶贝草桑　枳桔柴茯杏味参】

组成：阿胶、贝母各 3g，甘草 2g，桑白皮 4.5g，枳壳 2g，桔梗 2.4g，柴胡 2g，茯苓 4.5g，杏仁 6g，五味子 2g，人参 2.4g。

主治：肺结核咳嗽咯血，肺痈吐脓血。（有帮助）

23. 肺痈汤（日本原南阳方）

【肺痈汤内芩贝桔　杏草花粉芥子襄】

组成：黄芩、贝母各 4.5g，桔梗 3g，杏仁 6g，甘草 2.4g，天花粉 6g，白芥子 2g。

主治：肺痈（肺脓疡，肺坏疽），咳吐浊痰脓血。（轻症有效）

24. 通导散（《万病回春》）

【通导大承加木通　苏木红花甘归陈】

组成：大黄 4.5g，芒硝 6g，枳实 4.5g，厚朴 3g，木通 3g，苏木 4.5g，红花 3g，甘草 2g，当归 4.5g，陈皮 4.5g。

主治：慢性盲肠炎，大便秘，小便不利，腹痛。妇人经闭，小产后胎盘残留，腹痛。（相当有效）

25. 利膈汤（日本玄医）

【利膈汤用栀半附　噎膈便秘服之松】

组成：栀子 9g，半夏 9g，附子 3g。

主治：食管病噎膈，食物咽下困难，食入反出，大便秘者。

26. 启脾汤 （《万病回春》）

【启脾四君山药陈　山楂莲肉泽泻并】

【贫血脉弱肠结核　脾虚肠痛便溏行】

组成：四君子汤方加山药 9g，山楂 9g，莲子 9g，泽泻 6g，陈皮 4.5g。

主治：慢性肠炎，肠结核，小儿脾疳，慢性衰弱之久泻痢。（有相当效果）

27. 净腑汤 （《万病回春》）

【净腑四苓与小柴　姜枣去之棱莪加】

【黄连山楂消痞满　慢性肠炎潮热佳】

组成：柴胡、茯苓各 6g，猪苓、泽泻、山楂、三棱、莪术、黄芩各 4.5g，白术、半夏各 6g，人参 3g，甘草 3g，黄连 2g。

主治：慢性腹膜炎，慢性消化不良，营养不良，小儿因胃肠病、寄生虫而发之急痫。（本方效果颇佳）

28. 托里消毒饮 （《万病回春》）

【托里消毒归芪芎　陈朴芷桔角防风】

【山甲花粉银花合　一切痈脓消溃同】

组成：防风 3g，当归 3g，川芎 2.4g，白芷 3g，桔梗 3g，厚朴 3g，皂角刺 3g，穿山甲 3g，天花粉 3g，黄芪 4.5g，陈皮 3g，金银花 4.5g。

主治：痈疽，颈部化脓性淋巴炎，横痃，痔瘘，乳嘴突起炎，脊髓骨劳，中耳炎，一切化脓病。（本方在化脓病人体弱、不易穿溃时，有促进抵抗作用，以助早溃早敛）

29. 清热补气汤（《证治准绳》）

【清热补气参术苓　归芍麦味升玄参】

【再加甘草治舌痛　舌赤无皮口糜灵】

组成：人参 4.5g，白术 6g，茯苓 6g，当归 4.5g，芍药 4.5g，麦冬 4.5g，升麻 2.4g，五味子 2g，玄参 6g，甘草 2.4g。

主治：诸种口腔炎，舌炎，口臭糜烂，皲裂，鹅口疮，舌痛者。（经验上有效）

30. 柴胡清肝散（日本一贯堂方）

【柴胡清肝栀柏翘　四物芩连甘桔邀】

【薄荷牛蒡花粉协　瘰疬腺病郁火消】

组成：地黄、芍药、当归、川芎、柴胡、栀子、黄柏、连翘、桔梗、牛蒡子、天花粉、薄荷、甘草各 3g，黄芩 2.4g，黄连 2g。

主治：腺病质，肺门淋巴结肿大，扁桃体肥大，麻疹后瘰疬。（此方很好）

31. 荆芥连翘汤（日本一贯堂方）

【除去牛蒡天花粉　白芷枳壳荆防调】

【消炎清热兼解毒　荆芥连翘汤名标】

组成：柴胡清肝散方去牛蒡子、天花粉，加白芷 3g，枳壳 2.4g，荆芥 3g，防风 2.4g。

主治：腺病质，急慢性中耳炎，加蝉蜕、蔓荆子各 2.4g。额窦蓄脓症，肥厚性鼻炎，扁桃腺炎，肺尖炎初期。

32. 龙胆泻肝汤（《医方集解》）

【龙胆泻肝栀芩柴　生地车前泽泻偕】

【木通甘草当归合　肝经湿热力能排】

组成：龙胆草 3g，泽泻 3g，栀子、黄芩、柴胡、生地黄、车前子、木通、甘草、当归各 2.4g。

主治：尿道炎，膀胱炎，阴道炎，带下，阴部痒痛，横痃，睾丸炎，肾盂肾炎，阴部湿疹（急慢性淋病加土茯苓 9g，薏苡仁 9g）。又用于鼠蹊腺肿胀。（上两方功效均可靠）

33. 沉香天麻汤（《卫生宝鉴》）

【脑痫沉香天麻汤　乌附羌独夏草防】

【当归益智僵蚕入　阴寒水毒痰诞方】

组成：沉香 2g，益智 3g，川乌 12g，天麻 3g，防风 4.5g，半夏 4.5g，附子 1.2g，羌活、独活各 4.5g，当归 3g，僵蚕 3g，甘草 2g。

主治：阴证（无热性）之癫痫，阴证之脑膜炎，小儿急痫，神经衰弱之重症，歇斯底里，脑梅毒之虚证，中风。

34. 升麻葛根汤（《太平惠民和剂局方》）

【升麻葛根汤局方　芍药甘草与生姜】

【麻疹初期猩红热　痘疮衄血效俱彰】

组成：升麻 3g，葛根 9g，芍药 4.5g，甘草 4.5g，生姜 2.4g。

主治：痘疮，麻疹，斑疹，眼充血，鼻衄，扁桃腺炎，皮肤病，疹隐不透，口渴无汗，壮热身痛。

35. 折冲饮（日本产论方）

【折冲饮用桃芍丹　芎归牛膝桂枝同】

【红花延胡腹痛入　经痛经闭服之松】

组成：当归、桃仁各 12g，牡丹皮、芍药、川芎、桂枝各 6g，延胡索、牛膝各 6g，红花 3g。

主治：月经不顺，痛经，经闭。（效果可靠）

36. 抑肝散（《小儿药证直诀》）

【抑肝散用柴归芎　苓术甘草钩藤充】

【肝经虚热呕吐搐　妇人多怒小儿惊】

组成：当归 4.5g，白术 6g，茯苓 6g，钩藤 4.5g，川芎 4.5g，柴胡 3g，甘草 2.4g。

主治：痫证，神经衰弱，歇斯底里，中风。小儿夜啼，惊搐。阴痿，疲劳症，四肢痿弱，妊娠恶阻。（运用适当，功效颇佳）

37. 升阳益胃汤（《脾胃论》）

【升阳益胃参术芪　黄连半夏草陈皮】

【苓泻防风羌独活　柴胡白芍枣姜随】

组成：人参、白术、黄芪各 9g，黄连 2g，半夏 6g，甘草 3g，陈皮 6g，茯苓 9g，泽泻 4.5g，防风、羌活、独活各 6g，柴胡 2g，白芍 6g，大枣 3 枚，生姜 3 片。

主治：胃弛缓，轻度胃扩张，留饮（胃部振水音）及急慢性胃炎，呕吐清水痰涎。

38. 紫菀汤（王海藏方）

【紫菀汤中知贝母　参苓五味阿胶偶】

【再加甘桔治肺伤　咯血吐痰劳热久】

组成：紫菀 9g，知母 6g，贝母 9g，人参 3g，茯苓 9g，五味子 2g，阿胶 9g，甘草 2g，桔梗 6g。

主治：肺结核，咳嗽，咯血，潮热。

39. 百合固金汤（《医方集解》）

【百合固金二地黄　玄参贝母桔甘藏】

【麦冬芍药当归配　喘咳痰血肺家伤】

组成：生地黄、熟地黄各 9g，玄参 12g，贝母 6g，桔梗 6g，甘草 3g，麦冬、芍药各 9g，当归 6g，百合 12g。

主治：肺结核，咯血，贫血衰弱。

40. 补肺阿胶汤（《小儿药证直诀》）

【补肺阿胶马兜铃　鼠粘甘草杏糯停】

【肺虚火盛人当服　顺气生津嗽更宁】

组成：阿胶、马兜铃、牛蒡子各 9g，甘草 3g，杏仁 9g，糯米 15g。

主治：肺结核，喉头结核初期，咳嗽，咽喉梗痛。（上三方对肺病确有裨益）

41. 益气聪明汤（《东垣试效方》）

【益气聪明汤蔓荆　升葛参芪黄柏并】

【再加芍药炙甘草　耳聋目障服之清】

组成：蔓荆子 9g，升麻 4.5g，葛根 6g，人参 3g，黄芪、黄柏各 9g，芍药 6g，甘草 2g。

主治：贫血，神经性耳鸣，头昏，或衰弱人之感冒，扁桃腺炎。（有相当效果）

42. 九味羌活汤（《此事难知》）

【九味羌活用防风　细辛苍芷与川芎】

【黄芩生地同甘草　三阳解表益姜葱】

【阴虚气弱人禁用　加减临时在变通】

组成：羌活、防风各 9g，细辛、白芷各 2g，川芎 3g，苍术 6g，黄芩 6g，生地黄 9g，甘草 2g 或生姜 3g，葱白 3 枚。

主治：流行性感冒，头疼发热，身疼痛。（对神经性流感最好）

43. 十神汤（《太平惠民和剂局方》）

【十神汤里葛升麻　陈草芎苏白芷加】

【麻黄赤芍兼香附　时行感冒效甚夸】

组成：葛根 6g，升麻 3g，陈皮 6g，甘草 2g，川芎 3g，紫苏叶 6g，白芷 4.5g，麻黄 1.2g，赤芍 6g，香附 9g。

主治：流行性感冒，发热，恶风，头疼，胸闷，咳嗽气逆。（有良效）

44. 消风散（《外科正宗》）

【消风散内羌防荆　芎朴参苓陈草并】

【僵蚕蝉蜕藿香入　为末茶调或酒行】

【头痛目昏项背急　顽麻瘾疹服之清】

组成：荆芥 3g，陈皮 2g，厚朴 2g，炙甘草 2g，防风、羌活各 3g，藿香 3g，僵蚕、蝉蜕、川芎、茯苓、人参各 3g，为散，每服 3g，茶汤下。

主治：感冒，风邪上攻，头目昏痛，项背强急，鼻塞声重，以及皮肤荨麻疹，瘾疹，瘙痒，妇人面肿。（尚好）

45. 再造散（《伤寒六书》）

【再造散用参芪甘　桂附羌防芎芍参】

【细辛加枣煨姜煎　阳虚无汗法当谙】

组成：人参 6g，黄芪 9g，甘草 2g，桂枝 3g，附子 2g，羌活、防风各 6g，川芎、芍药各 6g，细辛 2g，大枣 3 枚，生姜（煨）3 片。

主治：贫血衰弱者之感冒，恶风寒，头疼，身痛。

46. 木香槟榔丸（《儒门事亲》）

【木香槟榔青陈皮　枳壳柏连棱术随】

【大黄黑丑兼香附　芒硝水丸量服之】

【一切食积能推荡　泻痢食疟用咸宜】

组成：木香、槟榔、青皮、陈皮、枳壳、黄连、黄柏、三棱、莪术、大黄、黑丑（牵牛子）、香附、芒硝各等分为丸。

主治：消化不良，食积便秘，痢疾初起，疟疾兼食滞，急慢性胃肠炎。

47. 温脾汤（《备急千金要方》）

【温脾参附与干姜　甘草当归硝大黄】

【寒热并行治寒积　脐腹绞结痛非常】

组成：人参 6g，附子 1.2g，干姜 2g，甘草 2g，当归 6g，芒硝 4.5g，大黄 9g。

主治：感寒，不消化，食物阻滞，腹痛便秘。（以上三方须运用得当，效果方好）

48. 茵陈丸（《外台秘要》）

【茵陈丸用大黄硝　鳖甲常山巴豆邀】

【杏仁栀豉蜜丸服　汗吐下兼三法超】

【时气毒痢及疟痢　一丸两服量病调】

组成：茵陈、大黄、芒硝、鳖甲、常山各 30g，巴豆 0.2g，杏仁、栀子各 15g，淡豆豉 12g，炼蜜为丸，如胡桃大，煎分两次服。

主治：疟疾挟食滞，痢疾，黄疸，便秘。（非强壮体质，不宜滥用）

49. 保和丸（《丹溪心法》）

【保和神曲与山楂　苓夏陈翘菔子加】

【曲糊为丸麦汤下　亦可方中用麦芽】

【太安丸内加白术　消中兼补效堪夸】

组成：神曲、山楂、茯苓、半夏、陈皮、连翘、莱菔子、麦芽等

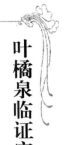

分糊丸，麦汤送下。（本方加白术名太安丸，主治同）

主治：消化不良。

50. 葛花解醒汤（《脾胃论》）

【葛花解醒香砂仁　二苓参术蔻青陈】

【神曲干姜兼泽泻　温中利湿酒伤珍】

组成：葛花 3g，木香 2.4g，砂仁 2g，猪苓、茯苓各 9g，人参 4.5g，白术 6g，豆蔻 9g，青皮、陈皮各 9g，神曲 6g，干姜、泽泻各 4.5g。

主治：伤酒，酒醉（酒精中毒）。

51. 乌药顺气汤（严用和方）

【乌药顺气芎芷姜　橘红枳桔及麻黄】

【僵蚕炙草同煎服　中气厥逆此方详】

组成：乌药 2g，川芎 3g，白芷 2g，生姜 6g，橘红 6g，枳壳、桔梗各 6g，麻黄 2g，僵蚕 4.5g，炙甘草 2g。

主治：气郁，神经性胃肠病，因食物阻塞而发昏迷症状者。

52. 越鞠丸（《丹溪心法》）

【越鞠丸治六般郁　气血痰火湿食因】

【芎苍香附兼栀曲　气畅郁舒痛闷伸】

组成：川芎、苍术、香附、栀子、神曲等分为丸。

主治：神经性胃肠病，消化不良，胸闷腹痛。

53. 四磨饮（《济生方》）

【四磨方治七情侵　人参乌药及槟沉】

【浓磨煎服调逆气　实者枳壳易人参】

组成：人参 6g，乌药 2g，槟榔 6g，沉香 3g，壮实者除去人参加枳壳 4g。

主治：气郁，消化不良，呃逆，胸闷呕逆。

54. 五磨饮（《医方考》）

【去参加入木香枳　五磨饮子白酒斟】

组成：四磨饮方去人参加枳实、木香，名五磨饮。

主治：四磨饮证而体壮实者。（以上四方，均可靠）

55. 犀角地黄汤（《小品方》）

【犀角地黄芍药丹　血升胃热火邪干】
【斑黄阳毒皆堪治　或益柴芩总伐肝】

组成：犀角 2g，地黄 9g，芍药 6g，牡丹皮 9g。

主治：吐血，衄血，出血性斑疹，发热，发黄疸。

56. 咳血方（《丹溪心法》）

【咳血方中诃子收　瓜蒌海石山栀投】
【青黛蜜丸口噙化　咳嗽痰血服之瘳】

组成：诃子 2g，天花粉、浮石各 15g，栀子 9g，青黛 2g，炼蜜为丸，含口中噙化。

主治：支气管炎，以及喉头结核、咯血、咳嗽、咽喉痛，本方有收敛，止血，消炎，润喉止咳之功。

57. 秦艽白术丸（《兰室秘藏》）

【东垣秦艽白术丸　归尾桃仁枳实攒】
【地榆泽泻皂角子　糊丸血痔便艰难】

组成：秦艽、白术、当归尾、桃仁、枳实、地榆、泽泻、皂角子各等分，面糊丸。

主治：痔疮出血，便秘，以及直肠出血，下血。

58. 槐花散（验方）

【槐花散用治肠风　侧柏黑荆枳壳充】
【为末等分米饮下　宽肠凉血逐风功】

组成： 槐花 9g，侧柏叶 6g，黑荆芥 4.5g，枳壳 2g，为末。

主治： 直肠出血，或痔出血。（效果很好）

59. 复元活血汤（《医学发明》）

【复元活血汤柴胡　花粉当归山甲俱】
【桃仁红花大黄草　损伤瘀血酒煎祛】

组成： 柴胡 3g，天花粉、当归各 9g，穿山甲 12g，桃仁、大黄各 9g，红花、甘草各 4.5g。

主治： 外伤性肺病，肋膜炎，胁痛咯血。（效可靠）

60. 小续命汤（《备急千金要方》）

【小续命汤桂附芎　麻黄参芍杏防风】
【黄芩防己兼甘草　六经风中此方通】

组成： 桂枝、附子各 2.4g，川芎 4.5g，麻黄 2g，人参 6g，芍药 6g，杏仁 9g，防风 4.5g，黄芩、防己各 9g，甘草 2g。

主治： 中风后半身不遂，以及风湿病性肌麻痹。

61. 地黄饮子（刘河间方）

【地黄饮子山茱斛　麦味菖蒲远志茯】
【苁蓉桂附巴戟天　少入薄荷姜枣服】
【喑厥风痱能治之　老人中风俱可用】

组成： 山茱萸、石斛各 9g，麦冬 12g，五味子 2g，石菖蒲 6g，远志 9g，茯苓 9g，桂枝 6g，附子 2g，肉苁蓉、巴戟天各 12g，薄荷、生姜、大枣各 6g。

主治：血压过高，血管硬化，半身不遂，口眼歪斜。

62. 橘核丸 （《济生方》）

【橘核丸中川楝桂　朴实延胡藻带昆】

【桃仁二木酒糊合　癫疝痛顽盐酒吞】

组成：橘核、川楝子、桂枝、厚朴、延胡索、枳实、海藻、昆布、桃仁、木通、木香各等分，酒糊丸。

主治：睾丸炎。

63. 提肛散 （《外科正宗》）

【提肛散内用川芎　补中益气芩连同】

【再加白芷赤石脂　痔垂阴挺脱肛宗】

组成：川芎 3g，黄连 2g，黄芩 6g，白芷 9g，赤石脂 12g，再合补中益气汤方药。

主治：痔疮下垂，脱肛，子宫脱出。（此方有卓效）

64. 玉屏风散 （《景岳全书》）

【玉屏风散芪地防　表虚自汗此方匡】

组成：黄芪、地黄各 9g，防风 6g。

主治：自汗，盗汗，多汗恶风。

65. 黄芪散 （张景岳方）

【黄芪散中地黄牡　虚热盗汗效堪彰】

组成：黄芪、地黄各 9g，牡蛎 15g。

主治：虚热盗汗。（有效）

66. 三子养亲汤 （叶天士方）

【三子养亲用莱菔　白芥苏子喘嗽和】

组成：莱菔子 5g，白芥子 6g，紫苏子 10g。

主治：老人、衰弱人之慢性气管炎。（相当好）

67. 控涎丹（《三因极一病证方论》）

【控涎丹内遂戟芥　悬饮胁痛肋炎瘰】

组成：甘遂、大戟各 3g，白芥子 6g，制成丸剂，每回 1g，一日三回。

主治：慢性、湿性气管炎，湿性胃炎，湿性肋膜炎。（有祛痰止痛功效）

68. 黑锡丹（《太平惠民和剂局方》）

【黑锡丹用附沉香　芦巴阳起故纸藏】
【茴香肉蔻金铃木　硫黄黑锡肉桂良】
【上盛下虚痰气喘　坠痰镇逆此方长】

组成：附子、木香、沉香、胡芦巴、阳起石、破故纸（补骨脂）、大茴香、肉豆蔻、金铃子（川楝子）各 3g，肉桂 1.5g，硫黄、黑锡各 60g。

主治：老年衰弱者之慢性气管炎，以及心脏性喘息。（效果可靠）

69. 化虫丸（《太平惠民和剂局方》）

【化虫鹤虱及使君　槟榔芜荑苦楝群】
【枯矾胡粉糊丸服　肠胃诸虫永绝氛】

组成：鹤虱、槟榔、苦楝皮、胡粉、使君子各 30g，芜荑 15g，枯矾 45g。

主治：肠寄生虫、蛔虫、蛲虫等。（有良效）

70. 失笑散（验方）

【失笑散治瘀血痛　蒲黄灵脂二味攻】

【或合芎归延胡桃　恶露不通此方奉】

组成：蒲黄、五灵脂各 10g。

主治：产后腹痛。（有效）

71. 羊肝丸（《宋朝事实类苑》）

【羊肝夜明蝉衣贼　再加当归一味合】

【雀目夜盲瘴目瞥　惟服此方功最洽】

组成：夜明砂、蝉蜕、木贼、当归各 30g，生羊肝 120g，捣和。

主治："瘴目雀盲"，即维生素 A 缺乏症。（很好）

72. 肥儿丸（《医宗金鉴》）

【肥儿丸用参术甘　麦曲苓杏芦荟伴】

【胡连黄连使君子　小儿虫瘴服之安】

组成：人参、使君子、神曲、麦芽、山楂各 7.5g，白术、胡黄连各 1.5g，茯苓 9g，黄连 6g，甘草、芦荟各 4.5g，共为丸。

主治：小儿消化不良，慢性腹膜炎，肠寄生虫，疳痨。（相当好）

73. 资寿解语汤（《医门法律》）

【资寿解语桂羚角　羌防甘枣附麻欲】

【竹茹姜汁共十味　风动舌强效可夸】

组成：肉桂 1.4g，羚羊角、防风、附子、酸枣仁、天麻各 2g，羌活、甘草各 2.5g，姜汁 6g，竹茹 15g。

主治：中风，舌强，言语障碍。

74. 沉香化滞丸（《医门法律》）

【沉香化滞军朴芩　香砂枳术橘半槟】

【再加藿香与山楂　气滞不化可肃清】

辑成：沉香 18g，厚朴、白术、半夏、橘皮、木香、砂仁、槟榔、藿香各 40g，生军（生大黄）、黄芩、山楂各 45g，枳实 30g，为丸。

　　主治：气郁之消化不良，腹胀便秘。（有效）

75. 达原饮（《温疫论》）

【达原饮中槟果常　厚朴黄芩知石菖】

【青皮甘草为佐使　疟疾初起此方当】

　　组成：黄芩 6g，甘草 1.8g，厚朴、草果、知母各 3g，槟榔 6g，常山、石菖蒲、青皮各 1.5g。

　　主治：疟疾及伤寒初起。

76. 茯菟丹（《太平惠民和剂局方》）

【茯菟丹治精滑脱　菟苓五味石莲末】

【酒煮山药为糊丸　亦治崩淋及消渴】

　　组成：菟丝子、五味子、山药、石莲子、白茯苓各 15g。

　　主治：性神经衰弱，前列腺漏及滑精。消渴，糖尿病症状之一。（上两方有帮助）

77. 真人养脏汤（《卫生宝鉴》）

【真人养脏诃粟壳　肉蔻当归桂木香】

【术芍参甘为涩剂　肛脱久痢早煎尝】

　　组成：罂粟壳、诃子、肉豆蔻、木香、肉桂、人参、甘草各 5g，白术、当归各 10g，白芍 6g。

　　主治：慢性久下痢，脱肛。（此方很可靠）

78. 羚羊角散（《证治准绳》）

【羚羊角散杏苡仁　防独芎归又茯神】

【酸枣木香和甘草　子痫风中可回苏】

　　组成：当归、川芎、茯神、杏仁、木香、甘草、防风、羚羊角、独活、酸枣仁、薏苡仁各 14g。

主治： 子痫，妊娠痉挛，涎潮忽仆，目吊，口噤，角弓反张，头痛眩晕，心悸痉挛。（对轻症痉挛有抑制功效）

79.定喘白果汤（汪讱庵方）

【定喘白果与麻黄　款冬半夏白皮桑】

【苏杏黄芩兼甘草　肺寒膈热喘哮尝】

组成： 白果 30 枚，麻黄、半夏、款冬花各 10g，桑白皮、紫苏子各 6g，杏仁、黄芩各 5g，甘草 3g。

主治： 支气管炎，喘息，气喘咳嗽，感寒气逆。（有顿挫功效）

80.枳实导滞丸（《内外伤辨惑论》）

【枳实导滞首大黄　芩连曲术茯苓襄】

【泽泻蒸饼糊丸服　湿热积滞力能攘】

组成： 大黄 30g，枳实、黄芩、黄连、神曲各 15g，白术、茯苓各 10g，泽泻 6g。

主治： 胃肠病，消化不良，大便不通。

81.六和汤（《太平惠民和剂局方》）

【六和藿朴杏砂呈　半夏木瓜赤茯并】

【术参扁豆同甘草　姜枣煎之六气平】

【或益香薷或苏叶　伤寒伤暑用须明】

组成： 藿香、厚朴、杏仁、砂仁、半夏、木瓜、赤茯苓、白术、白扁豆、甘草、生姜、大枣各 10g。

主治： 四时之感冒。（上两方有相当功效）

82.防风通圣散（《宣明论方》）

【防风通圣大黄硝　荆芥麻黄栀芍翘】

【甘桔芎归膏滑石　薄荷芩术力偏饶】

【表里交攻阳热盛　外科疡毒总能清】

组成： 大黄、芒硝、防风、荆芥、麻黄、栀子、白芍、连翘、川芎、当归、薄荷、白术各 10g，桔梗、黄芩、石膏各 3g，甘草 6g，滑石 9g。

主治： 皮肤病，湿疹，荨麻疹，肥胖性中风体质，高血压动脉硬化，以及肠性自家中毒（食物），肾性自家中毒（水肿），脑出血，脂肪心，慢性肾炎，糖尿病，丹毒，头疮，眼病，蓄脓症，皮肤疮毒，喘息，胃酸过多，脚气，梅毒，淋疾，痔疾。（本方功效广泛施用适当，效果可靠）

83. 健脾丸（《太平惠民和剂局方》）

【健脾参术与陈皮　枳实麦芽山楂随】

【曲糊为丸米饮下　消补兼行胃弱宜】

组成： 人参、白术各 6g，陈皮、麦芽各 10g，山楂 5g，枳实 10g。

主治： 消化不良，腹膨泄泻。

84. 鳖甲饮子（《济生方》）

【鳖甲饮子治疟母　甘草芪术芍芎偶】

【草果槟榔厚朴增　乌梅姜枣同煎服】

组成： 鳖甲、黄芪、白术、甘草、川芎、白芍、草果、槟榔、厚朴各 8g，生姜 3 片，大枣 2 枚，乌梅少许煎服。

主治： 疟疾脾大，久疟不愈，腹中结块。

85. 小蓟饮子（汪讱庵方）

【小蓟饮子藕蒲黄　木通滑石生地襄】

【归草黑栀淡竹叶　血淋热结服之良】

组成： 藕节、蒲黄、鲜小蓟、木通、滑石、生地黄、当归、甘草、栀子、淡竹叶各 6g，煎服。

主治：尿道及膀胱炎，尿血，小便时血淋刺痛。（以上三方均可靠）

86. 四生丸（《妇人良方》）

【四生丸用三般叶　侧柏艾荷生地协】

【等分生捣如泥煎　血热妄行止衄惬】

组成：侧柏叶、艾叶、荷叶、生地黄各 30g，生捣，煎服。

主治：坏血病性齿龈出血，鼻衄及诸发热出血，咳嗽，咯血，及子宫出血，女子月经过多，痔疾出血。（有效）

87. 三生饮（《太平惠民和剂局方》）

【三生饮用乌附星　三皆生用木香听】

【加参对半扶元气　卒中痰迷服之灵】

组成：川乌、附子各 2g，天南星、人参各 10g，木香 3g。

主治：中风昏迷，痰涎潮涌。（本方为剧药，施用宜审慎）

88. 四神丸（《证治准绳》）

【四神故纸吴茱萸　肉蔻五味四般须】

【大枣百枚姜八两　五更肾泻火衰扶】

组成：破故纸（补骨脂）40g，吴茱萸 10g，肉豆蔻、五味子、生姜、大枣各 30g，为丸。

主治：慢性肠炎，肠结核，下利，夜间至五更时较甚者。（此方很好）

89. 导气汤（《医方集解》）

【寒疝痛用导气汤　川楝茴香与木香】

【吴茱煎以长流水　散寒通气利小肠】

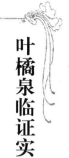

组成： 川楝子 10g，茴香 2g，木香 3g，吴茱萸 5g，长流水煎服。

主治： 小肠疝气，以及赫尔尼亚，睾丸炎。

90. 疝气方（《丹溪心法》）

【疝气方用荔枝核　栀子山楂枳壳益】

【再入吴茱暖厥阴　长流水煎疝痛释】

组成： 荔枝核、栀子各 10g，山楂 7g，枳壳 5g，吴茱萸 4g。

主治： 睾丸炎，小肠疝气。（上两方有帮助）

91. 三物香薷饮（《太平惠民和剂局方》）

【三物香薷豆朴先　若因热盛加黄连】

组成： 香薷 2g，白扁豆 10g，厚朴 7g。或加黄连 2g。

主治： 夏令感冒，伤食伤暑，呕吐，下利。

92. 五物香薷饮（《太平惠民和剂局方》）

【或加苓草名五物】

组成： 三物香薷饮方加茯苓 10g，甘草 3g。

主治： 三物香薷饮证而小便不利，心悸者。

93. 六物香薷饮（《太平惠民和剂局方》）

【利湿去暑木瓜宣】

组成： 五物香薷饮加木瓜 6g。

主治： 五物香薷饮证而足腓筋痉挛者。

94. 缩脾饮（《增订叶评伤暑全书》）

【缩脾饮用清暑气　砂仁草蔻乌梅暨】

【甘草葛根扁豆加　吐泻烦渴温脾胃】

【古人治暑多用温　暑为阴证此所谓】

组成：砂仁 3g，草果、白扁豆各 7g，乌梅 4g，甘草 2g，葛根 10g。

主治：夏令误伤生冷而吐泻者。

95. 大顺散（汪讱庵方）

【大顺杏仁姜桂甘　散寒燥湿斯为贵】

组成：杏仁、生姜各 10g，桂心、甘草各 4g。

主治：内伤生冷，寒饮，咳嗽。

96. 生脉散（《丹溪心法》）

【生脉麦味与人参　保肺清心治暑淫】

【气少汗多兼口渴　病危脉绝急煎斟】

组成：人参 2g，麦冬 7g，五味子 5g。

主治：夏令热病，汗出过多，脱水，心脏弱，脉沉，烦热口渴，热伤元气，气短倦怠，口渴多汗，肺虚而咳。

97. 六一散（《宣明论方》）

【六一滑石同甘草　解肌行水兼清燥】

【统治表里及三焦　热渴暑烦泻痢保】

组成：滑石 60g，甘草 10g。

主治：急性肠炎，泄泻，烦渴，表里俱热，烦躁口渴，小便不利，泻痢，热疟，霍乱吐泻，下乳，滑胎，解酒毒，治石淋。

98. 益元散（《伤寒直格》）

【益元碧玉与鸡苏　砂黛薄荷加之好】

组成：六一散方加辰砂（朱砂）1g。

主治：六一散证兼夜眠不安。

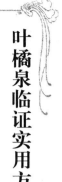

99. 碧玉散（《伤寒直格》）

组成：六一散方加青黛 1g。

主治：六一散证兼口腔炎。

100. 鸡苏散（《伤寒直格》）

组成：六一散方加薄荷 6g。

主治：六一散证兼舌腻口臭。

101. 舟车丸（刘河间方）

【舟车牵牛及大黄　遂戟芫花又木香】

【青皮橘皮加轻粉　燥实阳水却相当】

组成：牵牛子 120g，大黄 60g，甘遂、大戟、芫花、青皮、橘皮各 30g，木香 15g，轻粉 3g，为丸。

主治：腹水、便秘之体壮实者。（此方为治水肿之峻剂，非体质壮实者不可妄用，强壮体质之腹水有确效）

102. 疏凿饮（刘河间方）

【疏凿槟榔及商陆　苓皮大腹同椒目】

【赤豆芫羌泻木通　煎益姜皮阳水服】

组成：槟榔、商陆、茯苓皮、大腹皮、川椒目、赤小豆、秦艽、羌活、泽泻、木通各 3g，加生姜皮 5g，煎服。

主治：肾炎，腹水浮肿，小便不利，遍身水肿，喘咳口渴，大小便秘者。

103. 实脾饮（《济生方》）

【实脾苓术与木瓜　甘草木香大腹加】

【草蔻附姜兼厚朴　虚寒阴水效堪夸】

组成：茯苓、白术、木瓜、甘草、木香、大腹皮、草豆蔻、附子、干姜、厚朴各3g，煎服。

主治：浮肿腹水，体弱而无热者，或体温低落而大便溏者。（以上两方均可靠）

104. 五皮饮（《澹寮集验方》）

【五皮饮用五般皮　陈茯姜桑大腹奇】

【或加五加易桑白　脾虚肤胀此方施】

组成：陈皮、茯苓皮、生姜皮、桑白皮、大腹皮，或加五加皮换去桑白皮（汤名同）。

主治：肾炎，或心脏病性浮肿，气喘逆，小便不利，水肿胀满，四肢腹部皮下水肿。

105. 八正散（《太平惠民和剂局方》）

【八正木通与车前　萹蓄大黄滑石研】

【草梢瞿麦兼栀子　煎加灯草痛淋蠲】

组成：木通、车前子、萹蓄、大黄各10g，滑石20g，甘草梢4g，瞿麦7g，栀子14g，灯心草2g。

主治：膀胱或尿道炎，排尿涩痛。

106. 萆薢分清饮（《太平惠民和剂局方》）

【萆薢分清石菖蒲　草梢乌药益智俱】

【或益茯苓盐煎服　通心固肾浊精驱】

组成：川萆薢、石菖蒲、甘草梢、乌药、益智、茯苓各4g，淡盐汤煎服。

主治：膀胱病，尿沉淀，白浊，小便频数，慢性淋浊。

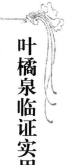

107. 润肠丸（《脾胃论》）

【润肠丸用归尾羌　桃仁麻仁及大黄】

【或加芄防皂角子　风秘血秘善通肠】

组成： 当归尾、羌活、大黄各 17g，桃仁、大麻仁（火麻仁）各 34g，炼蜜丸。

主治： 卒中后，肠麻痹之便秘，胃肠有积滞，大便秘结，不欲食者。

108. 白茯苓丸（汪讱庵方）

【白茯苓丸治肾消　花粉黄连萆薢调】

【二参熟地覆盆子　石斛蛇床鸡金要】

组成： 茯苓、花粉、黄连、萆薢、人参、玄参、地黄、覆盆子各 34g，石斛、蛇床子各 24g，鸡内金 17g，炼蜜丸。

主治： 慢性肾炎，肾萎缩，糖尿病，小便频数，或浑浊如膏。

109. 凉膈散（《太平惠民和剂局方》）

【凉膈硝黄栀子翘　黄芩甘草薄荷饶】

【竹叶蜜煎疗膈上　中焦燥实服之消】

组成： 连翘 14g，大黄、芒硝、甘草各 7g，栀子、黄芩、薄荷各 4g，研为粉末，每服 17g，竹叶、蜂蜜煎汤送服。

主治： 急性胃炎，胸闷发热，口燥渴，大便秘，中焦燥实，烦躁口渴，目赤头晕，口疮唇裂，吐血衄血，大小便秘，胃热发斑，发狂，痘疮黑陷。

110. 清胃散（《脾胃论》）

【清胃散用升麻连　当归生地牡丹全】

【或益石膏平胃热　口疮吐衄及牙宣】

组成：升麻 10g，黄连 4g，当归、生地黄、牡丹皮各 14g，石膏 34g。

主治：口腔炎，以及齿龈炎。（对口腔炎，效果可靠）

111. 当归龙荟丸（《宣明论方》）

【当归龙荟用四黄　龙胆芦荟木麝香】

【黑栀青黛姜汤下　一切肝火尽能攘】

组成：当归、龙胆、栀子、黄柏、黄连、黄芩、大黄、青黛、芦荟各 17g，木香 7g，麝香 2g，共为丸。

主治：急性胆道及十二指肠炎症，呕吐发热，便秘头疼。（有著效）

112. 左金丸（《丹溪心法》）

【左金茱连六一九　肝经火郁吐吞酸】

【再加芍药名戊己　热泻热利服之安】

组成：黄连 60g，吴茱萸 10g，研细，为丸。若加芍药，名"戊己丸"。

主治：胃炎，胃酸过多，肠炎下利，肝胆炎季肋作痛，吞酸吐酸。

113. 导赤散（《小儿药证直诀》）

【导赤生地与木通　草梢竹叶四般功】

【口糜淋痛小肠火　引热同归小便中】

组成：生地黄、木通、甘草梢、竹叶等分，为散。

主治：口腔炎，以及尿道炎，小便淋痛不畅，茎中作痛，以及口腔糜烂，舌疮。

114. 清骨散（《证治准绳》）

【清骨散用银柴胡　胡连秦艽鳖甲扶】

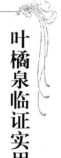

【地骨青蒿知母草　骨蒸劳热保无虞】

组成：银柴胡 5g，胡黄连、秦艽、鳖甲、地骨皮、青蒿、知母各 4g，甘草 2g。

主治：结核热。退热，治骨蒸。（以上三方均可靠）

115. 普济消毒饮（《东垣试效方》）

【普济消毒芩连鼠　玄参甘桔蓝根侣】

【升柴马勃连翘陈　僵蚕薄荷为末咀】

【或加人参及大黄　大头天行力能御】

组成：黄芩、鼠粘子（牛蒡子）、玄参、马勃、连翘、陈皮各 10g，黄连 4g，生甘草 2g，桔梗 7g，板蓝根 14g，升麻、柴胡各 3g，僵蚕、薄荷各 5g。

主治：颜面丹毒，以及耳下腺炎，散肿消毒并治小儿麻疹。（本方效果较佳）

116. 滚痰丸（《泰定养生主论》）

【滚痰丸用青礞石　大黄黄芩沉木香】

【百病多因痰作祟　顽痰怪证力能匡】

组成：青礞石 10g，大黄、黄芩各 80g，沉香、木香各 5g，为丸。

主治：中风及黏液性胃炎，痰涎壅盛，神志昏迷。

117. 截疟七宝饮（《易简方》）

【截疟七宝常山果　槟榔朴草青陈夥】

【水酒合煎露一霄　阳经实疟服之妥】

组成：常山、草果、槟榔、厚朴、青皮、陈皮、甘草各 5g，煎服。

主治：疟疾，间日疟，久发不止。（有效）

118. 诃子散（《兰室秘藏》《素问病机气宜保命集》）

【诃子散用治寒泻　炮姜粟壳橘红加】
【河间木香诃草连　仍用术芍煎汤下】
【二方药异治相同　亦治脱肛便血者】

组成： 诃子、炮姜、罂粟壳、橘红各 2g，为散剂，用白术、白芍各 3g，煎汤送下。（《兰室秘藏》）

诃子、黄连各 3g，木香、甘草各 2g，亦用白术、白芍各 3g，煎汤送下。（《素问病机气宜保命集》）

主治： 慢性久利，滑泻，或直肠出血，痔疾，脱肛。（此二方效很可靠）

119. 金锁固精丸（《医方集解》）

【金锁固精芡莲须　龙骨蒺藜牡蛎需】
【莲粉糊丸盐酒下　涩精秘气滑遗无】

组成： 芡实、莲须、沙苑子、龙骨、牡蛎各 10g，莲子粉糊丸。

主治： 遗精，滑精，精关不固，以及前列腺漏。

120. 七香饼（《临证指南医案》）

【七香饼清瓜果积　香附丁香甘松研】
【益智莪术广皮砂　神曲糊饼磨或煎】

组成： 砂仁、莪术、广陈皮各 7g，香附、丁香、甘松各 27g，益智仁 20g，共研末，神曲糊，打成饼。

主治： 慢性胃炎，胃弱，消化不良，食滞，气滞。

121. 十香丸（验方）

【十香丸内木丁沉　茴附陈皂泽乌成】
【再加一味荔枝核　气滞诸痛此方尊】

组成：木香、沉香、丁香、小茴香、泽泻、乌药、陈皮、皂角、香附、荔枝核等分为丸。

主治：胃肠疝痛，气滞胀痛。

122. 半硫丸（《太平惠民和剂局方》）

【半硫半夏与硫黄　二味等分各相当】

【老人虚秘及冷秘　辛能润燥滑通肠】

组成：半夏、硫黄二味等分为丸。

主治：老人慢性便秘。

123. 大定风珠（《温病条辨》）

【大定风珠酸甘咸　息风阿胶五味先】

【芍药二甲冬牡地　麻仁甘草鸡子煎】

【转虚喘汗加人参　龙骨小麦亦可增】

组成：鳖甲、龟板（龟甲）、牡蛎、熟地黄各20g，阿胶、五味子、甘草各4g，麦冬、火麻仁、白芍各10g，鸡子黄1枚。若虚甚气喘汗出者，加人参3g，龙骨6g，浮小麦9g。

主治：热性病经久，体液消耗，神经肌肉痉挛，以及血管硬化、高血压。

124. 小定风珠（《温病条辨》）

【小定风珠甘寒咸　鸡子黄冲入童便】

【阿胶龟板与淡菜　病伤元气虚火炎】

组成：鸡子黄1枚，童便100mL，阿胶4g，龟板（龟甲）20g，淡菜10g。

主治：同大定风珠证。

125. 小安肾丸（《证治准绳》）

【小安肾丸茴地归　芦巴川楝香附桂】
【肾虚疝气睾丸胀　辛香流气使病退】

组成： 熟地黄 40g，当归、大茴香、香附各 20g，胡芦巴、官桂、川楝子各 10g，为丸。

主治： 慢性睾丸炎及赫尔尼亚。

126. 天王补心丹（《世医得效方》）

【天王补心元丹人　二冬生地柏枣仁】
【桔梗茯苓归五味　朱砂远志甘杜仲】
【或加菖蒲减五味　劳心思虑过耗真】

组成： 玄参、丹参、人参、五味子、麦冬、天冬、生地黄、柏子仁、酸枣仁、当归、茯苓、桔梗、朱砂、远志、甘草、杜仲各等分为丸。或加石菖蒲等分，减去五味子。

主治： 贫血，神经衰弱，失眠。（治失眠屡奏效）

127. 右归饮（《景岳全书》）

【景岳右归茱山药　枸杞杜仲熟地着】
【更加炙草与桂附　命门火衰补阳弱】

组成： 山茱萸、熟地黄各 10g，山药 7g，枸杞、杜仲各 14g，甘草、肉桂、附子各 2g。

主治： 老人衰弱，贫血，腰痛怕冷，以及心脏衰弱，行动气逆。

128. 左归饮（《景岳全书》）

【左归壮水去桂附　麦冬龟板加斟酌】

组成： 前方去桂附，加麦冬、龟板各 10g。

主治： 心脏病，神经衰弱。潮热，虚性兴奋者。

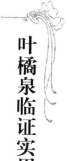

129. 七味豆蔻丸（验方）

【七味豆蔻用肉果　诃子木香砂仁佐】

【石脂龙骨枯矾入　便通虚利此方可】

组成：煨肉豆蔻、诃子肉、木香、砂仁、赤石脂、龙骨各15g，枯矾6g，共研末，面糊丸。

主治：慢性肠炎，久下利，便血，肠结核初期。

130. 柏叶散（《证治准绳》）

【柏叶散中当归芎　龟鳖地断胶蛎茸】

【余粮赤石榆艾叶　崩中漏下有奇功】

组成：侧柏叶、续断、川芎、生地黄、当归、鳖甲、阿胶、牡蛎、地榆、赤石脂、艾叶、鹿茸各30g，禹余粮60g，共为末，每服2～3g。

主治：慢性子宫内膜炎，赤白带下，子宫出血。

131. 桑菊饮（《温病条辨》）

【桑菊饮中杏仁翘　薄荷甘草桔梗饶】

【芦茅根引轻清剂　气分燥热加石膏】

组成：冬桑叶、杏仁、连翘各9g，滁菊5g，薄荷3g，生甘草1.5g，桔梗5g，白芦根30g，白茅根30g。

主治：神经衰弱性头痛，感冒，肾脏病性高血压。

132. 桑麻丸（验方）

【桑叶若合黑芝麻　桑麻丸服眼目好】

组成：冬桑叶、黑芝麻二味等分为丸，每服3g。

主治：脑神经衰弱，以及脑贫血眩晕，或高血压脑涨头重均可用。

133. 银翘散（《温病条辨》）

【银翘散用牛蒡豉　荆芥薄荷竹叶枝】

【甘桔芦根辛凉法　风温初感此方宜】

组成：金银花、连翘、牛蒡子、淡豆豉各 10g，荆芥 3g，薄荷 3g，竹叶 3g，甘草 1.5g，桔梗 5g，芦根去节 30g。

主治：流感，咽喉扁桃腺炎，咳嗽，传染性耳下腺炎，丹毒。（效尚可）

134. 万氏牛黄清心丸（《景岳全书》）

【万氏牛黄丸犀黄　芩连朱砂各相当】

【山栀郁金为细末　神志模糊此方将】

组成：牛黄 1g，黄连 20g，栀子 12g，郁金 3g，朱砂 6g，黄芩 8g。

主治：肠热症高热，心脏衰弱。（对于伤寒有帮助）

135. 太乙玉枢丹（《验方新编》）

【太乙玉枢紫金锭　大戟千金五倍并】

【慈菇草河麝雄黄　能治痧秽中恶病】

组成：大戟、草河车、雄黄各 15g，千金子 30g，五倍子、山慈菇各 6g，麝香 0.9g，共研细末，制成锭剂。

主治：急性食物中毒性热病，以及化脓性热病，胃肠病，便秘，烦闷欲绝者。

136. 至宝丹（《太平惠民和剂局方》）

【至宝丹中犀玳瑁　琥珀朱砂雄黄凑】

【牛黄脑麝安息香　金银箔衣开昏昧】

组成：犀角、朱砂、雄黄、琥珀、玳瑁、龙脑（冰片）、牛黄、麝香各 34g，安息香 50g，银箔、金箔各 50 张，为衣。

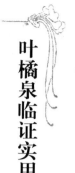

主治：急性热病，高热侵脑，神昏，心脏衰弱。（以上两方均有著效）

137. 增液汤（《温病条辨》）

【增液汤内玄参重　麦冬生地二般共】

【温邪液涸便不通　或加鲜乌须重用】

组成：玄参 14g，麦冬 10g，生地黄 14g，鲜何首乌 20g。

主治：衰弱体质之热病经久，津液枯燥，大便秘结者。

138. 泻白散（《小儿药证直诀》）

【泻白桑皮地骨皮　甘草粳米四般宜】

【参苓知杏皆可入　肺热喘咳此方施】

组成：地骨皮、桑白皮各 30g，甘草 15g，粳米一撮。

主治：肺结核，肺炎初期，气管炎，咳嗽发热，肺病，皮肤蒸热，洒淅寒热，日晡尤甚，喘息气急者。（有相当效果）

139. 苏合香丸（《太平惠民和剂局方》）

【苏合香丸安息香　犀角脑麝香附良】

【木香薰陆沉丁术　暑邪昏闭此方详】

组成：苏合香、龙脑（冰片）、薰陆香各 5g，安息香、丁香、青木香、沉香、香附、犀角、朱砂、白术各 100g、麝香 7.5g。

主治：胃肠病，中毒，脑病，心脏衰弱。（有回苏作用，适于热病昏迷时作急救）

140. 三仁汤（《温病条辨》）

【三仁汤中杏蔻苡　朴半竹滑通草寄】

【甘澜水煎取轻扬　三焦湿热弥漫良】

组成：杏仁、薏苡仁、半夏、淡竹叶各 6g，豆蔻、厚朴、通草各 4g，滑石 6g，用甘澜水煎。

主治：肠热症之初起及胃肠炎，小便不利。

141. 化斑汤 （《温病条辨》）

【化斑汤用知母元　犀角石膏米草藏】

【再加大青银丹皮　温邪斑毒神昏尝】

组成：知母、玄参、陈粳米、金银花、生地黄各 10g，犀角 1g，石膏 30g，甘草 2g，大青叶 16g，牡丹皮 6g。

主治：斑疹伤寒，出血性紫斑病。

142. 冬地三黄汤 （《温病条辨》）

【冬地三黄芩柏连　麦冬生地玄参全】

【芦根汁冲银花露　阳明温病燥渴煎】

组成：麦冬、黄柏、玄参各 10g，生地黄 16g，黄芩 6g，黄连 3g，芦根、金银花露各 60g。

主治：急性热病，肠热症，烦躁口渴。（有效果）

143. 杏仁滑石汤 （《温病条辨》）

【杏仁滑石芩连朴　通草橘红郁金夏】

【苦辛凉法宣三焦　湿温暑温皆可服】

组成：杏仁、滑石各 14g，黄芩 6g，厚朴、黄连各 4g，半夏 10g，橘红、通草、郁金各 5g。

主治：肠热症之初期。（颇有帮助）

144. 沙参麦冬汤 （《温病条辨》）

【沙参麦冬玉竹草　花粉桑叶扁豆宝】

【秋燥耗伤肺胃阴　干咳无痰此方饶】

组成：南沙参、麦冬、玉竹、天花粉、桑叶各 10g，白扁豆 6g，甘草 2g。

主治：秋冬燥感，干性气管炎。（相当好）

145. 虎睛丸（《杨氏家藏方》）

【虎睛丸中用远志　锦文大黄犀角栀】
【炼蜜和丸汤送下　惊痫癫狂可抑制】
组成：虎睛1对，犀角、远志、栀子、大黄各30g。
主治：脑充血，惊痫，癫狂。（有顿挫之效）

146. 神犀丹（《温热经纬》）

【神犀丹中犀角君　菖蒲芩地银花群】
【元翘金汁蓝根紫　香豉花粉有功勋】
组成：犀角、石菖蒲、生地黄、黄芩、天花粉、金银花各10g，玄参7g，连翘、金汁各5g，板蓝根、淡豆豉各8g，紫草4g。
主治：伤寒，高热，神昏。（有良好效果）

147. 清宫汤（《温病条辨》）

【清宫汤内翘莲心　犀角玄参竹叶寻】
【带心麦冬去心热　加减临时在救阴】
组成：连翘、玄参、麦冬带心各10g，莲子心4g，犀角尖1g，竹叶30片。
主治：伤寒热盛，烦乱不寐。（以上两方效果可靠）

148. 清燥救肺汤（《医门法律》）

【清燥救肺杏石膏　参草阿胶麦冬饶】
【麻仁桑叶枇杷叶　肺伤燥热此方效】
组成：杏仁、麦冬、桑叶各10g，石膏17g，人参7g，甘草4g，阿胶14g，火麻仁5g，枇杷叶3片。
主治：干性气管炎，喉头结核初起，肺结核，咳嗽，燥渴咽痛。

（有良效）

149. 内消瘰疬丸（《医学心悟》）

【内消瘰疬用夏枯　玄参牡蛎与贝母】

组成：夏枯草 20g，玄参 10g，川贝母 12g，牡蛎 30g。

主治：淋巴结结核。

150. 蹲鸱丸（又名芋芳丸）（验方）

【蹲鸱丸即白梗芋　未溃消散已溃瘥】

组成：白梗芋芳，拣大者，生晒研细粉，面糊为丸，每日三回，每回 5g，温水送服。

主治：淋巴结结核，淋巴结发炎，化脓。（以上两方有相当功效）

151. 古今录验麻黄汤（《外台秘要》）（森田之皓经验方）

【古今录验麻黄汤　风水浮肿发表方】
【麻桂姜草附子合　腰脊牵引不食良】

组成：麻黄 15g，桂枝、生姜、甘草各 12g，附子 5g。

主治：风水，身体面目尽浮肿，腰脊髀股牵引，不能食。

152. 麻黄散（日本森田方）

【麻黄散疗遍身肿　骨节酸疼寒风用】
【麻石防己桑皮并　白术附子效如神】

组成：麻黄 4g，石膏 10g，白术、附子、汉防己、桑白皮各 7g。

主治：风水，遍身肿痛，骨节酸疼，恶风脚弱，皮肤不仁。（以上两方有相当功效）

153. 平水丸（日本森田方）

【平水丸是泻水方　甘遂商陆硝大黄】

【芫花吴萸研蜜丸　囊肿腹水三丸将】

组成：商陆 4g，甘遂 1g，芒硝、吴茱萸、芫花、大黄各 2g，研细蜜丸，每丸重 1g，每回 3 丸，一日三次。

主治：水肿，小便不利，酒客湿热，当风饮冷，腹冰，阴囊肿胀。（此方效力峻剧，运用宜审慎）

154. 葶苈散（日本森田方）

【葶苈散内用椒目　猪苓泽泻牵牛和】

【浮肿喘息不得卧　尿闭腹胀葱涵服】

组成：甜葶苈子（炒）30g，牵牛子、椒目各 15g，猪苓去皮 10g，泽泻 20g，为散剂，每月 10g，用葱白 3 茎，水 1 盏，煎取半盏，加清酒半盏搅匀趁热服。

主治：水肿百治不愈，四肢面目俱肿，气急喘逆不得卧，小便不利，腹胀气闷，命垂危者。（效可靠）

155. 赤小豆汤（日本森田方）

【赤小豆汤用泽漆　商陆泽泻桑防己】

【当归连翘猪苓芍　疮疥肿满烦渴需】

组成：赤小豆（炒）、汉防己、猪苓、桑白皮、当归、商陆、泽泻、连翘、赤芍、泽漆各 5g，共研为散，每服 4g，生姜 5 片，同煎去渣温服。热甚者加犀角 3g。

主治：年壮气血俱实，疮疥湿毒内陷，变生肿满，或烦或渴，小便不利，皮肤病性肾炎。（此方效果可靠）

156. 无碍丸（日本森田方）

【无碍丸内棱莪槟　木香大腹姜汤斟】

【心腹胀满四肢肿　脾虚气逆喘闷平】

组成：大腹皮 20g，三棱、莪术、槟榔各 10g，木香 5g，研为细末，面糊为丸，每服 3g，生姜汤送下。

主治：脾胃虚弱，消化不良，四肢浮肿，心腹胀满，喘而不得卧。

157. 遂香丸（日本森田方）

【遂香甘遂参槟沉　木香乳没橘红并】

【青木香与皂荚丸　气逆水肿服之灵】

组成：甘遂、沉香、木香、青木香、槟榔、乳香、没药各 10g，人参 3g，橘红 30g，牙皂（皂荚）2g，醋糊为丸，每服 3g，酒水送服。

主治：邪气内逆，气分水肿。

158. 木香分气饮（日本森田方）

【木香分气猪苓槟　枳夏苏子泽泻灯】

【中满腹胀四肢肿　邪留气滞水气分】

组成：木香、茯苓、猪苓各 30g，半夏、泽泻、枳壳、紫苏子、槟榔各 15g，捣为粗粉，每服 9g，加水 1 杯，灯心草 1 束，同煎至半杯，去渣，再冲入麝香少许，食前服。

主治：邪气留滞，四肢肿痛，中满腹胀，胸胁膨急，虚气上冲，小便臭浊，神思不爽。

159. 廓清饮（日本森田方）

【廓清大腹枳朴陈　莱菔白芥泽泻寻】

【气实肿胀胸膈闷　运气利水此方珍】

组成：枳实、厚朴、大腹皮、白芥子、莱菔子各 6g，泽泻 9g，陈皮 5g，煎服。皮肤黄者，加茵陈 6g；大便不通者，加大黄 6g。

主治：三焦壅滞，胸膈满胀，全身肿胀，或肚腹胀，年力未衰，气滞水肿，小便不利，排泄障碍者。

160. 麻仁散（日本森田方）

【麻仁商陆防己风　附子陈皮等分同】
【共捣粗末为散剂　赤豆煎服浮肿瘥】

组成：火麻仁、商陆、附子、防己、防风、陈皮等分为粗末，每服 15g，以赤小豆百粒煎，去渣食前温服。

主治：全身四肢浮肿，体弱无热者。

161. 加味实脾饮（日本森田方）

【加味实脾苍白参　朴沉腹皮夏茯苓】
【桑皮附子车前子　脾虚湿肿此方宁】

组成：苍术、人参、半夏、厚朴、车前子各 3g，白术、茯苓、桑白皮各 6g，大腹皮 4.5g，附子 1.8g，沉香 0.6g，磨冲入，煎服。

主治：脾虚湿肿，消化系病兼浮肿者。

162. 香薷白术丸（日本森田方）

【两份香薷一份术　藿香捣汁和为丸】
【风水暴肿疮毒陷　通体肿胀立能散】

组成：香薷 500g，白术 250g，鲜藿香打汁为丸，每服 3g，日夜四五次服，开水送下。

主治：风水暴肿，或疮毒内攻急肿，通体肿胀，急性肾炎。此方发汗利尿，其效立著也。

163. 乌鲤琥珀散（日本森田方）

【乌鲤琥珀与砂仁　煅黑存性研细吞】
【肾炎面目四肢肿　溺涩短少服之松】

组成：乌黑鲤鱼大者约 500g 一条，剖去肠杂不洗，琥珀 20g，砂仁 30g，纳鱼腹中，用泥封固煅存性，去泥，研细，每日 3g，分三次，用开水送服，禁忌食盐。

主治：面目四肢浮肿，小便短少，慢性肾脏病，以及心脏病性浮肿。（以上四方均可靠）

164. 七液丹（编者改订方）

【七液丹用七种液　青蒿荷叶藿香苏】

【芦根茅根西瓜汁　充分吸收滑石中】

组成：鲜青蒿汁、鲜荷叶汁、鲜藿香汁、鲜紫苏叶汁、鲜西瓜汁、鲜白茅根汁、鲜芦根汁各 50mL，水飞滑石粉适量，将 7 种鲜汁充分搅和，压成方块晒干，每块重 10～20g，每日服 1～2 块，绢包煎服，或研细，温水冲服，每回 1g，一日三回。

（改订理由，有用鲜萝卜汁者，因荷叶、青蒿、紫苏叶等不与萝卜同时，故改用西瓜汁，利尿效果佳良）

主治：急性肠炎，肠热病，发热，大便溏泻，本方有保护肠黏膜，以及解热利尿作用。（功效可靠）

中西病名对照表

目　录

一、呼吸器病

中医书的病名	古人的论调	相当于现代的病名
鼻痔 鼻齆	《医学入门》云:鼻痔者,肺气热极,日久凝浊,结成息肉,如枣大,滞塞鼻窍,甚则亦名鼻齆	鼻生息肉、肥厚性鼻炎等
鼻渊 脑漏	《黄帝内经》云:胆移热于脑,则辛頞鼻渊 《万病回春》云:鼻渊者,浊涕下不止也	慢性鼻道炎、上额窦蓄脓等类 额窦蓄脓症
乳蛾	《东医宝鉴》云:乳蛾者,形圆如小指头大,生于咽喉关上或左或右为"单蛾",左右两个者,名"双蛾"	喉头扁桃腺炎肿
急喉痹 天行喉痹	喉痹一乡皆相似者,天行运气之邪火也	白喉及急性喉头炎肿等
喉痈		流行性喉头炎、白喉等急性化脓性喉头炎
烂喉丹痧		猩红热、白喉等类
喉瘖失音	《东医宝鉴》云:咽喉生疮,声闭不出	喉头结核及喉头梅毒等类
缠喉风	丹溪云:缠喉风属痰热,其咽喉里外皆肿者是也	咽头及下颌淋巴结炎肿等类 甲状腺及颈淋巴结炎肿等类
马脾风		气管白喉、声门水肿之类
咳嗽		急性及慢性支气管炎
喘急		支气管喘息
劳瘵		肺结核
胸痹		气胸、肺气肿、肋膜炎、心脏病等类
胸痛		肋膜炎、肋间神经痛等
上气	《黄帝内经》云:肺脏之气有余,则喘咳上气 又:上气者呼多吸少,气息促急也	心脏病喘息、支气管喘息之类
短气	仲景云:平人寒热,短气不足以息者,实也 又:短气有微饮,当从小便去之	肋膜积水等

中医书的病名	古人的论调	相当于现代的病名
气逆	《黄帝内经》云:诸逆冲上,皆属于火 丹溪云:气之上逆,属阳证,其症恶寒者,乃火极似水也	支气管炎及肺炎等
留饮	仲景云:胸中有留饮,其人短气而渴,四肢历节痛,脉沉细	胸肋膜炎、偻麻质斯性心内膜炎、心囊水肿等类
癖饮	《东医宝鉴》云:水癖在两胁下,动摇有声,宜十枣汤	胃扩张、肋膜积水
痰饮	仲景云:其人素盛今瘦,水走肠间,沥沥有声,宜苓桂术甘汤 又:心下有痰饮,胸胁满、目眩	初期胃癌之一症,胃下垂、胃中振水音、胸肋膜炎等类
悬饮 支饮	仲景云:水流在胁下,咳嗽引痛,谓之"悬饮" 又:咳逆倚息,不得卧,其形如肿,谓之"支饮"	渗出性肋膜炎
风痰	丹溪云:多为瘫痪奇证,头风眩晕,暗风闷乱,或搐搦、瞤动	卒中,或癫痫发作时之吐涎沫
痰饮胁痛	丹溪云:痰饮流注于厥阴之经,使胁下痛,咳嗽气急,引胁痛	胃扩张、渗出性肋膜炎之类
肺胀	《东医宝鉴》云:咳而上气,烦躁者,为肺胀,欲作风水,发汗即愈	急性支气管炎、肺炎等类
肺痿	《东医宝鉴》云:肺痿吐涎沫而咳,热在上焦故也	肺结核之类
肺痈	《东医宝鉴》云:振寒发热,寸脉滑数,咳唾脓血,其人饮食如故,此为"肺痈",脓在胸中	肺脓疡、肺坏疽及支气管扩张蓄脓症
骨蒸	《医学正传》云:其证咳嗽发热、咯血、吐痰、白浊、白淫、遗精、盗汗、尪羸,渐成劳剧	结核热
顿嗽 鸬鹚咳 天哮		百日咳(疫咳)

叶橘泉临证实用方剂

二、消化器病

中医书的病名	古人的论调	相当于现代的病名
口舌疮	《东医宝鉴》云：心热则口舌生疮而痛，饮食冷热皆作痛	阿佛他口腔炎 口腔炎
口糜	《东医宝鉴》云：口糜者，口疮糜烂者也	
舌肿 木舌	《医学入门》云：舌肿硬，粗大满口，心脾热壅也	舌炎
唇疮 口角疮	《医学入门》云：脏腑积热，口唇生疮，赤者心热，白者肺热，宜局方凉膈散	口唇匐行疹之类
重舌	《本草纲目》云：舌根下生，形如舌而小，谓之"重舌"	颚下腺肿胀
风热牙痛	《仁斋直指方》云：风热者，风与内热相搏也，齿龈肿痛，脓汁臭秽，宜羊角升麻汤	齿龈炎，齿龈膜炎
骨槽风		齿槽肿疡、下颚骨溃疡等
马牙疮		白喉性口内炎
虫牙痛（蛀牙）	凡人饮食不能洁齿，腐臭之气腌渍，日久则齿腐有孔，虫蚀其间	龋齿性齿神经痛
食痰	《东医宝鉴》云：即食积痰也，因饮食不消，或挟瘀血，遂成窠囊，多为癖块，痞满，宜青礞石丸、加味二陈汤	急慢性胃卡他性胃炎、呕黏液，又胃弛缓下垂等
食心痛	《东医宝鉴》云：因食生冷，或食物过多，以致心痛	消化障碍性急性胃炎、胃痛
饮心痛	《东医宝鉴》云：因伤水饮，而聚痰涎，心痛如刺	急慢性胃炎
积心痛	《东医宝鉴》云：饮食积聚，遇食即发，名积心痛	消化障碍性胃炎胃痛，又胃溃疡等
大结胸	《东医宝鉴》云：大结胸者，心下部痛而硬，手不可按，不大便，日晡潮热，宜大陷胸汤	急性消化障碍胃炎、胃中黏液卡他性炎肿之类
小结胸	《东医宝鉴》云：小结胸者，心下痞硬，按之则痛，宜小陷胸汤	前症之较轻者

叶橘泉临证实用方剂

中医书的病名	古人的论调	相当于现代的病名
寒实结胸	《东医宝鉴》云:寒食结胸,身不热,口不渴,只心中胀硬而痛,轻者宜理中汤,重者宜三物白散	黏液胃卡他
热实结胸	《东医宝鉴》云:热实结胸,心下满、硬痛,懊侬、烦躁而渴,宜柴陷汤 仲景云:伤寒结胸,无大热,此为水结在胸胁,但头微汗出	前症及十二指肠炎、胆道炎等 肋炎、胸水等类
水结胸	《医学入门》云:伤寒饮水过多,水停心下,揉之汩汩有声,为水结胸,宜赤茯苓汤	胃弛缓、胃下垂、胃中有振水音
吞酸嘈杂	《东医宝鉴》云:吞酸者,酸心也,吐酸者,吐出酸水也;嘈杂则似饥不饥,似痛不痛	
食(亦)证	《黄帝内经》云:大肠移热于胃,善食而瘦,谓之"食亦" 注云:谓饮食移易而过,不生肌肤,亦易饥也,宜服参苓丸	善饥症
懊侬	《东医宝鉴》云:懊侬者,心中烦闷甚剧,比之烦躁更甚,辗转反侧,终夕不得卧 又:表证误下,阳气内陷,心下固硬,则为结胸,若胃气空虚,客热在膈,短气烦躁,微疼,则为懊侬	急性胃卡他之一症
食痹吐食	《黄帝内经》云:食痹,为食已心下痛,隐隐然不可名也,不可忍也,吐出,痛乃止,此胃气逆而不下行也	慢性胃卡他、胃癌等类
噎膈反胃	《黄帝内经》云:三阳结,谓之膈,前后闭塞,下既不通,必反而上逆 又:血液俱耗,胃脘枯槁,其槁在上,近咽之下,水饮可行,食物难入,名曰"噎";其槁在下,与胃相近,食虽可入,难尽入胃,良久复出,曰"膈",亦名"反胃",大便秘结,少若羊屎	食道癌、胃癌等类
食伤		急性胃卡他

中医书的病名	古人的论调	相当于现代的病名
癖囊		慢性胃炎、胃扩张等
胃脘痛		胃溃疡及其他
饮癖		慢性胃炎、胃弛缓，又胃癌之一症
胃脘痛		胃痛、胃痉挛之类
肝胃气		神经性胃痛、胆石疝痛等类
反胃	王太仆云：食入反出，是无火也	慢性呕吐、胃癌之类
食迷风		呕吐、恶心
霍乱	《医学正传》云：心腹卒痛，呕吐下利，憎寒壮热，头眩晕，先心痛则先吐，先腹痛则先泻，甚则转筋入腹即死	急性胃肠炎
伏梁	黄帝曰：病有小腹盛，上下左右皆有根，为何病？岐伯答曰：病名"伏梁"，里大脓血，居肠胃之外，不可治，治之无功，按之致死 黄帝曰：病有身体髀、股、胫皆肿，环脐而痛，是为何病？岐伯答曰：病名"伏梁"，此风根也，其气溢于大肠，而着于盲肠之原，在脐下，故环脐而痛，不可动之，动之为水尿涩之病，此二病同名，而实异也	急性弥漫性腹膜炎及盲肠炎、胃肠痉挛、胃肠癌肿、直腹肌痉挛之类
痞块	丹溪云：痞块在中为痰饮，在左为血积，在右为食积	"中"为胃囊病，"左"为脾脏肿，"右"为肝脏肿等类
胀满	《东医宝鉴》云：中满腹胀者，其面目、四肢不肿，而腹肚胀起，中空如鼓者是也 《普济本事方》云：脐、腹、四肢悉肿者为水，但腹胀，四肢不肿者为蛊，蛊，即胀也	包括：胃肠病、肝脏病、内脏肿瘤、妇人子宫肿瘤等
疟母		疟疾性脾脏肿大
食积胁痛	《医学入门》云：食积，胁下痛，如杠梗起一条作痛 按：此病确有之，其痛在胁下腹上侧，即肠中气攻，便通即愈	肠中积粪发酵、肠疝痛之类

叶橘泉临证实用方剂

中医书的病名	古人的论调	相当于现代的病名
肠风	《东医宝鉴》云：下清，血色鲜者，肠风也	内痔及直肠溃疡出血
水谷痢	神功云：脾胃气虚，则不能消化水谷糟粕，变为"水谷痢"	消化不良性肠炎及肠结核等类
休息痢	《东医宝鉴》云：凡痢乍发乍止者，曰"休息痢"	慢性阿米巴痢 急性细菌痢
五色痢	《东医宝鉴》云：痢疾五色俱下，脓血如肉汁，如烟煤，腹痛甚，当先通便	
噤口痢	《东医宝鉴》云：头痛心烦，干呕不能饮食，手足温热，此毒气上冲，为"噤口痢"	急性细菌痢
暴泻		急性肠炎、霍乱之类
瓜瓤瘟		霍乱（虎列拉）
脾肾泻		肠结核之类
五更泻		肠结核之类
脏毒	《东医宝鉴》云：脏毒者，下脓血，肛门肿痛也	肛肠脓疡
痔漏	《东医宝鉴》云：痔核已破，时漏脂液，痒痛不堪	肛门结核成瘘管
交肠	《东医宝鉴》云：小便中出大便，名为"交肠"	尿道或膀胱、直肠成瘘孔
肠痈	《东医宝鉴》云：肠痈为病，小腹肿，而强按之则痛，小便数，如淋，时时汗出，发热而复恶寒，身皮甲错，腹皮急，如肿状，甚则腹大，转侧有水声，或绕脐生疮，脓从疮出，大便下脓血者自愈	盲肠周围炎、局限性腹膜化脓病之类
便血		直肠溃疡、痔出血等
噎膈 膈食		食道狭窄、食道癌、食道麻痹性咽下困难、食道憩室之类

中西病名对照表

中医书的病名	古人的论调	相当于现代的病名
吐粪症		肠套叠、肠纽结之肠闭塞
女劳疸	仲景云:额上黑,微汗出,手足心热,薄暮则发,膀胱急,小便自利,名曰"女劳疸"	黄疸之一症
酒疸 谷疸	仲景云:心中懊恼而热,不能食,时欲吐,名曰"酒疸"。"谷疸"之为病,寒热不食,食则头眩,心中不安,久久发黄	胆道炎、黄疸之类
热心痛	《东医宝鉴》云:积热攻心,暑毒攻心,面目赤黄,身热烦躁,掌中热,大便坚	胆道炎、胆石疝痛等
蛔厥	《东医宝鉴》云:蛔厥者,当吐蛔,病者静而复烦,心痛,须臾复止,得食则呕,又心痛复烦	蛔虫性胃肠痛
寸白虫	《东医宝鉴》云:寸白虫色白形扁,居肠中,时或自下	绦虫
虫心痛	《东医宝鉴》云:胃脘痛,痛定便能食,时作时止,或吐涎沫	蛔虫,又其他肠寄生虫性腹痛
疸癖	《东医宝鉴》云:疸癖者,爱吃土、炭、生米、茶叶也	钩虫病(桑叶黄)之异嗜症
短虫		蛲虫
脾约	《东医宝鉴》云:阳明病,自汗出,小便数,津液内竭,大便必难,其脾为约	大便干燥症
冲疝	《东医宝鉴》云:脐下有动气,上冲心	急性穿孔性腹膜炎等
胀满		腹水、渗出性慢性腹膜炎等
鼓胀		肝脏病、腹水、肝硬化、肝大、肝癌、肝蛭虫病、内脏及妇人子宫卵巢之肿瘤等类
奔豚气		肠蠕动不安,歇斯底里

三、泌尿、生殖器病

中医书的病名	古人的论调	相当于现代的病名
风水	仲景云：风水者，脉浮，骨节疼痛，恶风	流感性肾脏炎浮肿
皮水	皮水者，脉亦浮，跗肿，按之没指，不恶风，其腹如鼓，不渴	肾脏及心脏性浮肿等类
正水	正水者，其脉沉，外证自喘	心脏性浮肿
石水	石水者，脉沉，腹满不喘	腹水
黄汗	黄汗者，其脉沉迟，发热胸满，四肢、头面皆肿	急性肾脏炎等类
石淋 砂淋	《医宗金鉴》云：茎中痛，尿不能出，内引小腹，膨胀急痛，尿下砂石，令人闷绝	肾结石及膀胱结石等
水气		急慢性肾脏炎之类
溺血		肾脏结核、膀胱炎血尿之类
便浊		淋疾、膀胱卡他及其他
癃闭证	《黄帝内经》云：小便不能为"癃"	膀胱结石、膀胱麻痹，或后尿道炎症等
转胘（转胞）	《东医宝鉴》云：转胘证候，脐下急痛，小便不通，孕妇多患此，胘为胎迫，胘系了戾不通故也	膀胱因器械的或神经性的痉挛而致之尿闭
关格证	《医学正传》云：其证呕逆，而小便不通者 《本草纲目》云：关者，不得小便，格者，吐逆	尿毒症之类
遗尿		夜尿症
血淋	《医学入门》云：小便不出，时下血，疼痛满急	急性淋疾、尿道出血、传染性肾盂肾炎之类
劳淋	《东医宝鉴》云：劳淋遇劳即发	慢性淋疾
膏淋	《东医宝鉴》云：尿出如膏，热中涩痛	慢性淋疾
筋疝	《东医宝鉴》云：阴茎肿胀，或溃而为脓，里急筋缩，或茎中痛痒，或挺纵不收，或出白物如精，随溲而下	软性下疳，又阴茎部之炎肿等类
血疝	《东医宝鉴》云：血疝者，状如黄瓜，在小腹两旁，横骨两端约纹中，俗名"便痈"	横痃

中医书的病名	古人的论调	相当于现代的病名
气疝	《东医宝鉴》云：上连肾俞,下及阴囊,多得于号哭忿怒,气郁而胀	阴囊赫尔尼亚、嵌顿等
狐疝	《东医宝鉴》云：卧则入小腹,行立则出小腹,入阴囊中,如狐之昼出夜伏	阴囊赫尔尼亚、小肠下垂、嵌顿等
肾囊风 绣球风	《东医宝鉴》云：肾囊风,绣球风者,阴囊湿而痒也	阴囊湿疹
水疝	《东医宝鉴》云：肾囊肿痛,阴汗出,或囊肿状如水晶,或瘙痒出黄水,或小腹按之作水声	阴囊水肿
阗疝 颓疝	《东医宝鉴》云：阴囊大如斗,不痛不痒者是也	慢性睾丸肿,又阴囊象皮病等
寒疝	《东医宝鉴》云：寒疝者,阴囊冷结硬如石,阴茎不举,或拉睾丸痛	慢性睾丸炎
偏坠	《东医宝鉴》云：偏坠者,阴卵一边垂也	慢性睾丸炎
疳疮		下疳

四、循环器及血液病

中医书的病名	古人的论调	相当于现代的病名
寒厥心痛	《东医宝鉴》云：寒厥心痛者,手足厥逆,而冷汗出,尿清不渴	狭心症、胃痉挛等
真心痛	《东医宝鉴》云：心痛,手足青至节,朝发夕死,夕发旦死	狭心症、心绞痛
脱阳症	《东医宝鉴》云：凡人因大吐大泻之后,元气不接,四肢逆冷,面黑,气喘,冷汗自出,外肾缩搐,不省人事,须臾不救	急性心脏衰脱
亡阳		心脏衰竭
虚脱		心脏衰弱、休克
心动悸	仲景云：脉结代,心动悸,炙甘草汤主之	心脏瓣膜病
心痛		心内膜炎、心肌炎、心囊炎等

中医书的病名	古人的论调	相当于现代的病名
心下悸		神经性心悸亢进
疰心痛	《东医宝鉴》云：卒感恶忤尸疰，神昏卒倒，口噤，不省人事	狭心症、神经性胃痉挛等类
悸心痛	《东医宝鉴》云：因七情，怔忡心悸，以致心痛	狭心症、神经性胃痉挛等类
黄胖病		心脏病、萎黄病、寄生虫病等
瘴疟	《东医宝鉴》云：感山岚瘴气而发，令人迷困发狂，或哑，乍寒乍热，乍有乍无，南方多此病	恶性疟（热带疟）
劳疟	《东医宝鉴》云：即久疟也，因劳复发，寒微热轻，宜补中益气汤	慢性衰弱性久疟
食疟	《东医宝鉴》云：一名"胃疟"，因饮食失节，饥饱有伤，寒已复热，热已复寒，寒热交并，苦饥而不能食，食则吐痰	疟疾合并急性胃卡他之类
鬼疟	《东医宝鉴》云：寒热日作，梦寐不祥，多生恐怖，因感尸疰客忤而起	疟疾、神经衰弱症

五、神经系疾病

中医书的病名	古人的论调	相当于现代的病名
解㑊	《灵枢》云：髓伤则消烁胻酸，体解㑊然，不去矣，不去，谓不能行去也。解者，肌肉解散；㑊者，筋不束骨。其证似寒非寒，似热非热，四肢骨节解散，怠惰烦虑，饮食不美	神经衰弱
脏躁	妇人脏躁，悲伤欲哭，象若神灵所作，数欠伸	歇斯底里、子宫痉挛、神经衰弱
健忘	心脾血少，则健忘，由于思虑过多而来，心虚则血耗，神不守舍，脾虚则胃气衰，宜归脾汤及补心丹	神经衰弱

续表

中医书的病名	古人的论调	相当于现代的病名
梅核气	七情气郁结成,在心腹间,或塞咽喉,如梅核,咯之不出,咽之不下	喉头歇斯底里球
郁冒	人平居无疾,忽如死人,身不能动,闭不能开口,哑不能言,恶闻人声,但如眩冒,移时方醒,此由汗亦过多,血少气并于血,阳独上而不下,气壅塞而不行,此身如死,气过血还,阴阳复通,故移时方寤,名曰"郁冒",亦名"血厥",妇人多有之	痫症性歇斯底里
薄厥		休克之类
晕厥		休克之类
惊悸	《本草纲目》云:惊者,心卒动而不宁也;悸者,心跳动而怕惊也	歇斯底里、小儿惊病等
狐惑	其候四肢沉重,默默欲眠,目不得闭,恶闻食臭,面目乍赤、乍白、乍黑,此虫蚀五脏,蚀其喉,则声嗄为惑,蚀其肛,则为狐,咽干则杀人,当看上唇有疮,则虫蚀其脏,下唇有疮,则虫蚀其肛	梅毒性神经衰弱之类
百合病	大病后失于调理,其证常欲食不食,欲卧不卧,欲行不行,或恶闻食臭,如寒无寒,如热无热,口苦,小便赤,诸药入口即吐利,如有神灵所附,形虽如和,其脉微数,每尿时辄头痛	病后精神神经衰弱
奔豚气		歇斯底里或狭心症之一种
头风	贼风入脑,自颈以上,耳目、口鼻、眉之棱间,麻痹不仁,头痛、头晕,或不知食味,或耳聋目痛,鼻闻香极香,闻臭极臭,或呵欠,而作眩冒	神经性头痛
肾着症	腰以下冷痛,如带五千钱,宜肾着汤	偻麻质斯性腰神经痛
偏头痛	痛在半边,或左或右,左则属风属血,右则属痰属热,久则目昏	神经性偏头痛、三叉神经痛等
面痛		三叉神经痛

中西病名对照表

171

叶橘泉临证实用方剂

中医书的病名	古人的论调	相当于现代的病名
肋肤痛		肋间神经痛及肋膜炎之类
痿躄		脊髓神经性截瘫
强中	饮食独盛,肌肤日削,小便如膏,阳强与盛,不交精泄,三消之中,最为难治	男之淫欲亢进症及糖尿病之一症等
失精		遗精及摄护液漏等
梦泄精		梦遗
阳痿		生殖器勃起不能症
阳强		阴茎勃起异常
寒疝		肠神经痛,诸腹痛
疝气		肠神经痛、睾丸炎、精系炎等
痰厥头痛	头痛,每发时两颊青黄,眩晕,目不欲开,兀兀欲吐	神经性头痛
怔忡	怔忡者,心动不安,属心虚而复水气停于心下,宜益营汤、茯苓饮子等	神经性心脏病、贫血、萎黄病等
风中血脉口眼㖞斜	风中血脉,则口眼㖞斜	颜面神经麻痹症
舌强		舌神经麻痹
呃忒吃逆哕逆		横膈膜神经痉挛
搐搦		痉挛、急痫等
转筋		局部肌肉痉挛
瘛疭		肌抽搐
筋惕肉瞤		肌跳动
郑声	《医学入门》云:郑者重也,言语重复不已,声音模糊,有如郑卫不正之音也	神经病、言语错乱症
失精脱营	《黄帝内经》云:尝富后贫,名曰"失精",尝贵后贱,名曰"脱营",虽不中邪,病从内生,身体日减,气虚无精	因精神颓丧而致之精神、神经病

中医书的病名	古人的论调	相当于现代的病名
刚痉 柔痉	痉症寒热类伤寒,但脉沉迟、弦细,摇头露眼,噤口,手足搐搦,项强、背反张,如发痫,终不醒	脑炎、破伤风之类
破伤风	《东医宝鉴》云:破伤风者,多由病疮人及产后致斯病者,初因击破皮肉,视为寻常,殊不知风邪乘虚而入,变为恶候,口噤、目斜,身体强直如角弓反张之状,死在旦夕 编者按:古人对于此病之经验认识,可谓彻底,惜不知细菌病原也	破伤风
脐风	《东医宝鉴》云:小儿断脐后,为风湿所乘,遂成脐风,面赤、喘息、啼声不出、吮乳不能,甚则噤口,发搐、口撮唇青	初生儿破伤风(俗称"七日风")
真头痛		脑膜炎之类
慢惊风	慢惊风者,得之于大病之余,吐泻之后,以及过服寒凉药,其证眼慢腾腾,或露睛,手足瘛疭,面色青白,四肢冷,默默不声	衰弱性脑症状、结核性脑膜炎之类
血虚头眩		脑贫血
卒中风		脑出血
手足瘫痪	风中腑则肢节废,左手足不遂曰"瘫",右手足不遂曰"痪" 编者按:脑左侧出血则右不遂,右侧出血则左不遂	脑出血后半身不遂
偏枯	血气偏虚,半身不遂,肌肉枯瘦,骨间疼痛	脑出血后半身不遂
风痱	神智不乱,身体不痛,四肢不举,或一臂不遂	前症之较轻者
风懿	忽然迷卒,㖞斜不语,喉中窒,有痰声,病在脏腑	前症之较重者
逆上		脑充血

中医书的病名	古人的论调	相当于现代的病名
颤振		舞蹈病之类
癫(疯)狗咬伤		狂犬病(恐水病)

六、新陈代谢疾病

中医书的病名	古人的论调	相当于现代的病名
消渴	《东医宝鉴》云:消渴有三:曰"消渴",曰"中消",曰"肾消"。热气上腾,心虚受之,胸中烦躁,舌赤唇红,口渴引饮,常多小便,频数而少,病属上焦,谓之"消渴"。热蓄于中,脾虚受之,消谷善饥,饮食倍常,不生肌肉,消不甚烦,小便数而甜,病属中焦,谓之"中消"。热伏于下,肾虚受之,精走髓虚,引水自救,掠水不多,随即尿下,小便多而渴,病属下焦,谓之"肾消"	糖尿病
漏风	岐伯曰:酒风一名漏风,其状多汗,常不可单衣,食则出汗,甚则身热,喘息、衣濡,口干善渴,不能劳事,白术散主之	多汗症
索泽	《黄帝内经》云:二阳为病发寒热,其传为索泽。王注:索,尽也,皮肤无泽,即仲景所谓肌肤甲错	慢性衰弱病之恶病质
肝虚雀目	《东医宝鉴》云:雀目者,日落即不见物也	维生素 A 缺乏症、夜盲症
急肥		肥胖病
牙疳		坏血病
血证		血友病之类
血虚		贫血症
面赤戴阳	诸病面赤,虽伏火热,禁不得攻里,为阳气怫郁,邪气伏经,宜发表	热病头部充血、麻疹、猩红热、斑疹伤寒等
干脚气		萎缩性脚气
湿脚气		浮肿性脚气

七、全身性关节、皮肤及淋巴系等疾病

中医书的病名	古人的论调	相当于现代的病名
风痹（行痹） 寒痹（痛痹） 湿痹（着痹）	岐伯曰：风寒湿三气合而成痹，其风气胜者为"行痹"，寒气胜者曰"痛痹"，湿气胜者为"着痹" 黄帝曰：痹病，或痛或不痛，或不仁，或寒，或热，或燥，或湿，其故何也？ 岐伯答曰：痛者，寒气多也，有寒，故痛也其不痛不仁，病久入深，营卫之气涩，经络时疏，故不痛；皮肤不荣，故不仁。其寒者，阳气少阴气多，与病相益，故寒也。其热者，阳气多，阴气少，病气胜，阳乘阴，故为"热痹"，其多汗而濡者，此其逢湿盛也	"行痹"为游走性关节风湿痛 "痛痹"为急性风湿痛 "着痹"为慢性风湿病
历节风	《东医宝鉴》云：手足拘曲，身体傀偏，其肿如脱，掣不能屈伸，盖饮酒当风，汗出入水而来	急性关节炎
鹤膝风	《东医宝鉴》云：膝肿大、痛，髀胫枯腊，但存皮骨，如鹤膝之节，拘挛、踒卧，不能屈伸	风湿，或梅毒性、结核性等之膝关节炎肿变形
痛风		筋肉及关节风湿痛
流注		潜在性寒性脓疡、结核性疾患等
附骨疽		化脓性骨结核、骨坏疽等类
脱疽（臭田螺） （名见医宗金鉴外科）	《医学入门》云：发于足趾，名曰"脱疽"，其状赤黑者，死不治，治不衰，急斩之，否则死，正谓此也，谓之"脱疽"者，以其趾节溃烂、脱落故也 编者按：古人经验真丰富，所谓"急斩之"，已知此病宜急锯去下肢	干性及湿性脱疽（此病多患在手足，尤其足指，因局部陷于坏死，原因于末梢循环障碍，营养缺落而起，有干性脱疽及湿性脱疽之别。干性者，患部干燥而黑，老人患之居多；湿性者，坏死组织内侵入腐败菌，故恶臭非常，即旧称"臭田螺"也）

中医书的病名	古人的论调	相当于现代的病名
代指(蛇头疔)	《东医宝鉴》云:指头焮肿掣痛,然后爪甲边结脓破溃,甚则爪甲俱脱	瘭疽
金疮		刀枪伤、截伤等
翻花疮		髓样癌
疣目(瘊子)	《东医宝鉴》云:多患于手、足背及指间,或五个,或十个,拔之则有长丝如根者	赘疣
牛程蹇(名见医宗金鉴外科)		脚趾皮下结缔组织炎
瘰疬	《黄帝内经》云:瘰疬之证,谓之结核,生于颈前项侧,结核如大豆,如银杏,瘰疬生胸胁腋下,硬如石,形如马刀,曰"马刀"	淋巴结结核、淋巴肿瘤等
瘿瘤	《东医宝鉴》云:人身气血凝滞,结为瘿瘤,瘿则忧恚所生,多着于肩项,瘤则随气凝结坚硬不可移者,名曰"石瘿";肉色不变者,名曰"筋瘿";赤脉交结者,名曰"血瘿";随忧愁而消长者,名曰"气瘿"。五瘿皆不可决,破则脓血崩溃,多致夭枉	淋巴核肿、癌肿、甲状腺肿、静脉瘤、动脉瘤等(石瘿——癌肿,筋瘿——淋巴肿,血瘿——血管瘤,气瘿——甲状腺肿)
蟹睛		突眼性甲状腺功能亢进症、巴塞多氏病
红丝疔		淋巴管炎
大头瘟	《东医宝鉴》云:大头瘟者,感天地四时非节瘟疫之气而发,头痛,肿大如斗,溃裂脓出,而又染他人,令人憎寒发热,状如伤寒,其候发于鼻面、耳前后,赤肿无头	颜面丹毒
痄腮	《东医宝鉴》云:腮肿,亦名"痄腮",因风寒或膏粱积热而作	流行性腮腺炎
火丹		丹毒
赤游丹		游走性丹毒

叶橘泉临证实用方剂

中医书的病名	古人的论调	相当于现代的病名
虾蟆瘟		颜面丹毒，又腮腺炎之类
白秃风		白癣
癜风		黄斑
白癜风		白斑、白皮症
血风疮		渗出性红斑
痱（痤）疮		汗疹
头疮		头部湿疹
阴痒		阴门瘙痒症
缠身龙火带疮		带状匐行疹
肾囊风		阴部匐行疹
臁疮		下腿溃疡
蛇皮风		糠皮疹
鹅掌风		鳞屑癣，手掌角化症等
肌衄		出血性紫斑病
大脚风		下肢象皮病
发背疽		蜂窝织炎
血痣		末梢血管扩张
黧黑斑		雀斑
肺风粉刺		面疱
霉疮		梅毒
结毒		潜伏梅毒
杨梅疮		恶性梅毒发疹
胎毒		遗传梅毒之类
瘟黄		黄热病之类
黄汗	仲景云：黄汗之为病，身体红肿，发热汗出不渴，状如风水，汗染衣，色正黄，如柏汁，其脉沉，以汗出时，入水得之	黄疸之一症

中医书的病名	古人的论调	相当于现代的病名
伤寒发黄	仲景云:伤寒身黄发热,栀子柏皮汤主之。伤寒七八日,身黄如橘子色,小便不利,腹微满者,茵陈蒿汤主之	急性溶血性黄疸之类
瘾疹		猩红热、荨麻疹等类
疫疠发黄	《东医宝鉴》云:天行疫疠,亦能发黄,谓之"瘟黄",杀人最急	回归热发黄疸,又黄热病之类
疔毒走黄		败血症
疮毒内陷		全身脓毒症
大风(厉风)	《东医宝鉴》云:大风为癞,癞者,营卫热腐,其气不清,故使鼻柱坏而色败,皮肤溃疡。大风有五死,一曰"皮死",麻木不仁;二曰"肉死",切割不痛;三曰"血死",溃烂成脓;四曰"筋死",手足脱落;五曰"骨死",鼻梁崩塌,眼断、唇翻、声哑	麻风(癞)
疱疮		天花
痈毒		热性脓疡之类
疖肿		毛囊炎、皮脂腺炎
痰核		淋巴结炎之类
瘟疫		斑疹伤寒、重症伤寒、恶性疟疾之类
中恶		毒气(瓦斯)中毒等

八、耳病

中医书的病名	古人的论调	相当于现代的病名
聤耳	《医学入门》云:劳伤气血,热气乘虚入于少阳之经,热气聚则津液硬结、塞耳,亦令耳聋,谓之"聤耳"	耳中耵聍阻塞症

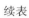

中医书的病名	古人的论调	相当于现代的病名
脓耳	《医学入门》云:风邪乘少阳之经,入于耳内,热气聚则痛而生脓,或风热上壅,脓痛日久,脓汁流出,皆为"脓耳"	急慢性中耳炎之类
耳疳		慢性中耳炎
耳疮		外听道炎

九、眼病

中医书的病名	古人的论调	相当于现代的病名
天行赤目		急性眼结膜炎
睑生风粟	《东医宝鉴》云:睑生风粟,渐大如米粒,或赤或白,不甚疼痛	滤泡性结膜炎
胬肉攀睛	《东医宝鉴》云:眼眦生小疱,如疮,以针穿即瘥	结膜翼状赘片
偷针眼		泪囊泪腺炎
大眦漏		泪囊脓漏
烂弦风		眼睑缘炎
睢目		眼睑举肌麻痹
眼丹		睫毛脂腺闭塞之睑腺炎
倒睫拳毛	《东医宝鉴》云:泪出涓涓,翳膜渐生,眼皮渐急,睫倒难开,瞳人如刺痛	睫毛乱生
疳眼		角膜软化症
风眼		脓漏眼
白眼痛		虾彩炎、网膜炎
青盲		绿内障
偏视		斜视

十、妇产科疾病

中医书的病名	古人的论调	相当于现代的病名
阴挺 阴脱	《东医宝鉴》云：溃疝在妇人，则为阴户突出，如菌，如鸡冠，四围乃痛	阴核肥大及子宫下垂，膣道或小阴唇肿瘤等类
癥瘕、痃癖、积聚	《东医宝鉴》云：癥者，坚而不移；瘕者，坚而能移，或出没不定疬者，在腹内近脐左右一条，急患如臂、如指、如弦之状；癖者，僻在两胁之间，有时而痛积者，迹也，挟痰以成形迹；聚者，聚散不常之意。凡此，皆因痰饮、食积、死血而成，其实一也	包括：内脏及子宫肿瘤、肠疝痛诸症
血崩	《医学入门》云：妇人阴中陡然暴下血，如山崩然，谓之"崩中"	子宫大出血、流产及子宫癌等
经漏	《东医宝鉴》云：妇人非时经血，淋沥不止者，谓之"漏下"	子宫炎、子宫黏膜出血
白带	《黄帝内经》云：任脉为病，女子带下又：小腹郁热，给于任脉，自胞上而过带脉，溲出白液淋沥，故曰"白带"	阴道及子宫炎、子宫黏膜分泌液
黄带 赤带	《保命集》云：湿热入于小肠，则为"赤带"，湿热入脾，则为"黄带"	子宫炎，子宫黏膜分泌脓性血液
白淫	《医学入门》云：妇人带下，入房太甚，则为白淫 《黄帝内经》云：思想无穷，所愿不得，意淫于外，发为白淫	慢性衰弱性阴道及子宫炎、黏膜分泌多量黏液。又男子前列腺液漏等
肠蕈	《东医宝鉴》云：肠蕈者，寒气客于大肠，日久息肉乃生，始如鸡卵，久如怀胎，按之坚，推之移，月事时下，此气病而血不病也	卵巢水肿、子宫肌肿、囊肿之类
石瘕	《东医宝鉴》云：石瘕者，胞中伤损，瘀血结成，久则坚硬如石，大如怀孕，月事不下，先感寒气，而后血壅所致	卵巢肿瘤之类
暗经		无月经
转胞		妊娠尿闭

中西病名对照表

中医书的病名	古人的论调	相当于现代的病名
倒经 逆经		代偿性月经
小户嫁痛		阴膣裂伤
阴痔		膣息肉
恶阻	仲景云:妇人妊娠,于法六十日,当有此病,为呕吐、恶心、头眩、恶食、择食等者,名"恶阻"也,设有医治逆者,却一月,加吐下者,则绝之 注:绝者,绝其医治,候其自安也	妊娠呕吐
子肿	《东医宝鉴》云:孕妇因胎中有水,多于五六月,致遍身浮肿,腹胀喘急,或腹大异常,高过心胸,气逆不安	羊水过多症、妊娠肾脏炎等类
儿枕痛	《东医宝鉴》云:产后血败不下,则成块作痛,不可忍,为"儿枕痛"	产后子宫收缩不全、后阵痛之类
产后阴脱	《东医宝鉴》云:产后阴门脱出,盖努力太过所致,若脱肛状,逼迫肿痛,清水续续,小便淋沥,宜当归黄芪饮	产后子宫下垂
产后伤寒		产褥热
蓐劳		产后结核症
吹乳 妒乳	《东医宝鉴》云:婴儿未能吮乳,或为儿口气所吹,或断乳之时,捻出不尽,皆令乳汁停蓄	乳腺炎
乳痈		化脓性乳腺炎
乳部结核久成奶岩	《东医宝鉴》云:妇人忧怒抑郁,肝气横逆,遂成乳核,不痛不痒,十数年后方成疮陷,名曰"奶岩"	乳癌
乳悬证	《医学入门》云:两乳或一乳伸长,细小如肠,直过小腹,或痛或不痛 编者按:此病事实上确有,编者亦曾见过,惟新医书未载此症	不详

续表

中医书的病名	古人的论调	相当于现代的病名
血晕	产后血晕,由气血暴虚,血随气上,迷乱心神,故眼前生花,甚则闷绝,口噤、神昏、气冷,宜清魂散	急性脑贫血
子痫	妊娠中风,项背强直,筋脉挛急,口噤,痰盛昏迷,时作时止,或发搐,不省人事,名曰"子痫"	子痫
痉病 角弓反张		子痫、破伤风

十一、小儿科疾病

中医书的病名	古人的论调	相当于现代的病名
解颅	《东医宝鉴》云:年大小儿,头缝不合,如开解,曰"解颅",此由肾气不成故也。肾主骨髓,脑为髓海,肾气不成则脑髓不足,故不能合也。凡得此疾者,不过千日,其间亦有数岁者,乃成废人也	佝偻病、软骨病之类
龟背	《东医宝鉴》云:小儿初生,不能护背,风入于脊骨,或生太早,亦致佝偻,背高如龟,多成痼疾	佝偻病、软骨病之类
鸡胸		小儿肺气肿之桶状胸
龟胸	《东医宝鉴》云:龟胸者,胸高胀满,其状如龟,此肺脏受热所致	佝偻病、软骨病、脑水肿之类
软项 天柱骨倒	《东医宝鉴》云:小儿久患疳疾,体虚不食及诸病后,天柱骨倒,宜健骨散	佝偻病、软骨病
走马牙疳	《东医宝鉴》云:多因痘后余毒,更加乳食不调,甘味入脾而生虫,上蚀齿龈则口疮出血,臭气甚则齿龈溃烂,齿黑脱落,腮间穿穴,名"走马牙疳"	水癌、坏疽性口内炎等

中医书的病名	古人的论调	相当于现代的病名
疳病	《东医宝鉴》云：疳者，干也，瘦瘁少血也儿童二十岁以下曰"疳"，二十岁以上曰"劳"，皆由气血虚备，脏腑受伤故也	小儿慢性衰弱症、结核病及肠寄生虫之类
脾疳		小儿瘦削症、结核性腹膜炎等
疳眼	《东医宝鉴》云：小儿疳眼，雀眼或盲膜不见物	维生素A缺乏之角膜营养不良症
变蒸		小儿腺病热
雪口 鹅口疮		寄生性口内炎
口糜		口腔炎
惊风 急惊风		小儿急痫
癫痫	惊风之发则为痫，痫者，小儿恶病也大人曰"癫"，小儿曰"痫"，其实一也，但痫发作时仆地作声，醒时吐沫，急慢惊则不作声，不吐沫	痫症
螳螂子		唾腺炎之类
吐乳		小儿慢性呕吐
胎黄		初生儿黄疸
五软		脑性小儿麻痹

中西病名对照表

医学答问汇编

杨孝先同学问:中医所谓"膈气、肝胃气、气块"等病,在现代医学上究属何种病症?

答:中医书籍所称之"膈气"概系指食物咽下作哽或噎膈等症状。中医病名是"噎膈",即"风、痨、臌、膈"的"膈",有时又称"关格",殆指"关门拒格"的症状。这些在现代医学上属于食管疾病,例如食道狭窄、食道癌、贲门癌之类。因为癌症治疗难度较大,所以古称"膈"为"四大绝症"(风、痨、臌、膈)之一。推想起来,古称"膈症"者,定是此种癌症居多。然而普通的所谓"膈气",或系神经性胃炎之一种。至胃气、肝胃气等,当系泛指一切胃病,例如胃神经痛、慢性胃炎、胃溃疡、胃下垂,甚至胆石所致疼痛亦包括在内。因古时不明生理解剖,只知病状,在胸脘部有痛闷者,即呼为"胃气"。有时用芳香疏通(古称疏肝)药而见效者,就认为属肝气了。至谓"气块"这一名称,更不见于经传,大概是妇人们杜撰的名称。中医书上只有所谓"气臌"者是属胃下垂,肠鼓气或胃肠内容充满而导致的腹部膨胀,甚至肝脏病腹水等,古时不明原因,就称为"气臌"或"水臌"等。

又问:中医对口腔内外之疮痛、红眼、齿龈肿痛、鼻血等都叫作"火气",例如心火、胃火等。照现代医学则无此说,但事实上服用清凉泻火药后,往往能奏功效,这是何故呢?

答:口腔内外之疮痛,大都是口腔炎或口腔溃疡等一类疾患。红眼睛多为结膜炎,齿龈充血肿痛,以及鼻衄血等症状,都是局部黏膜充血性炎症而致。中医的治疗概由经验而来,古时候见到这些局部充血性炎症,发赤发热(发炎)的病,就推想到火气方面去了。黄连、大黄、山栀、黄芩等中药,都有收敛消炎、凉血降压等作用,用到人体上部有充血性炎症时,屡有效验,于是就把这些药物定为泻火剂或清心清胃药了。甚至有些论药性的中药书里称这些药物为"大苦大寒,非有实火者,不可妄用"。其实,大黄用少量是健胃药,大量为泻下药,又有诱导血液下行之效,再苦味药,有健胃之功,适量投与,能使胃肠恢复正常生理活动,旺盛新陈代谢,纠正局部充血,以复功能之平衡,促进炎症的消退。故黄连、黄芩

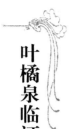

等药效是自然而无流弊的,中医称其为"大苦大寒"之药物,有"凉血清火"作用,而现代药理学则证明其不仅能调整胃肠,还奏消炎之功。

又问:古时的"中风"是否单指现在之脑出血而言?

答:张仲景《伤寒论》中有"发热恶风脉缓者名曰中风"云云。这里的"中风"不是现代所讲的中风(脑出血),而是指急性热病的一种,他要把急性外感性发热头痛的疾病,因治疗上的关系,而分成对照的两种:①发热恶寒,头痛脉浮紧无汗者,名"伤寒",用麻黄汤(此处之"伤寒"不是现在肠热病的伤寒)。② 发热恶风,头疼脉浮缓有汗者,名"中风",用桂枝汤。但《金匮要略》书中的"中风",方是现在的脑出血。例如《金匮要略》云:夫风之为病,当半身不遂。或但臂不遂者,此为"痹"云云。我们从这里可以看出古人的鉴别病症全从经验得来。因中风是病变在脑,所以可能出现半身不遂,是全身性的疾病。若"但臂不遂"者,或为风湿性关节炎,或为末梢神经异常等,实际上这两种疾病是不同的。古人也知分别:一为中风,一为风痹,可惜当时无解剖学,不知有所谓中枢神经、末梢神经等,故虽然把这两种病的名称区别了,但仍均以"风邪"为原因。后来又把痹的一种区分出"风痹""湿痹""寒痹"等三种,叫作"风寒湿,三气杂至合而成痹"云。在古时苦于没有解剖,不知生理的功能和病理的变化,所以把这些神经系统和运动器官的病,都推想到风、寒、湿、痰、火等为患了。像脑血管意外这种疾病,从前有刘河间主"火"说,这是他见到中风患者大都颜面充血潮红,且因血压高,动脉血管硬化而导致脉硬有力的缘故。朱丹溪主"痰"说,这是他看见脑血管意外患者,因一侧舌咽神经或颜面神经发生麻痹,而且呼吸时有鼾声,咽喉部往往有痰声的缘故。其实这些争论,五十步笑百步,都是不够全面的。

又问:临证上往往见到腹腔内有一气块上下左右移动,按照现代医学上"气块"这个病名是不能成立的,但事实上这种瘤样肿物起伏不定,攻动作痛,到底是什么东西?

答:这叫作"肠蠕动不安",是肠管受了寒,或因肠内容物特殊发酵而产生了多量的气体,加以肠壁神经的痉挛而发生"逆蠕动"(肠管的正常生理蠕动,是由上向下蠕动),因致肠中的气体被迫攻动,上下左右起伏的移动,甚或攻痛了。对于这种症状,《金匮要略》大建中汤证项下说得很清楚,曰:"心胸中大寒痛,呕不能饮食,腹中寒,上冲皮起,出见有头足,上下痛而不可触近,大建中汤主之。"此痛是因受寒而至胃肠神经痉挛性逆蠕动,故用干姜、蜀椒、人参、饴糖等芳香挥发性健胃驱气剂,以及甘温缓和能除急迫的大建中汤是很对的,且经验上本方用于肠蠕动不安的所谓"气块攻冲"腹痛是非常有效的,所以说平时我们应该重视和研究这些有效方剂。

又问:中医有"痈""疽""疳""痹"等病名,在现代医学上属于什么病?

答:中医对局部化脓性疾病,分阴与阳,痈与疽。以红、肿、痛而速溃,脓厚者为阳证,名"痈",如乳痈、臂痈等;以皮色不变,局部平塌不甚痛,慢性而脓稀薄者,为阴证,名"疽",如附骨疽,贴骨疽等。也可以说前者属急性化脓性炎症,而后者系慢性化脓症,如骨结核等疾患。

此外,中医尚有"落头疽"与"对口疽"等病名,这类疾病均属毛囊炎之一种,因为这些疾病往往形成脓栓,而溃后不流脓液,故虽亦局部红肿高凸,亦称"疽"(此在西医亦名疽)。总之,中医学以形状的辨别为痈疽;现代医学以病原的辨别为痈疽,如肺脓疡、肺坏疽、肝脓疡、脾脱疽等是也。至于中医的"痹",多半是指关节病、末梢神经麻痹或运动障碍,即所谓风痹、湿痹等。而"疳"之名称在古时亦不一律,如所谓小儿"疳积",大多数是指消化道之结核性疾患、肠寄生虫病,以及慢性消化不良所致的营养障碍等疾患。其他如坏疽性口腔炎,亦名"走马牙疳"也。还有"下疳"一名,是中西医学里都存在的,不过古时对于阴部的溃烂统称"下疳";而现代医学只限于"软性下疳"这一种独立的疾病。也是以其病原体为确诊的,即花柳性病中的一种,与梅毒性"硬性下疳"是不尽相同的。

又问:"感冒"按照现代医学的说法是传染病,但中医则认为是感受了风寒而起。不过事实上,我们所遇到的不少感冒患者,确是着凉而患伤风的,这原因究竟在哪里?

答:在现代医学上,感冒亦分两种:一种是流行性感冒,原因是一种滤过性病毒或细菌传染而来的,临床黏膜炎症等症状较为严重;另一种是单纯受寒而引起的,症状相对要轻一些。但在临床上有时亦不容易严格鉴别,因为流行性感冒有时也因感受寒冷而诱发,而单纯受寒而起的感冒往往可以招致流感的并发症,幸而这两种感冒的治疗和预防法是相近的。在临床上应留意患者的四周环境或病家的小孩旁人等,如有同样症状者,大多数是属于流行性;散在而偶发者,虽系单纯性感冒,但都不免有传染性。单纯着寒或过度疲劳等,不大能直接引起感冒,但能使全身与局部的抵抗力减弱,于是细菌或病毒有侵入与发病之机会,故受寒大都为感冒之诱因。

殷企仁同学问:中医之"鹤膝风",膝关节肿大,而上下腿径则瘦削,的确酷似鹤膝。这种疾病在现代医学上叫作什么病? 如何治疗?

答:中医书上的病名,有许多是象形的名称,例如"鹅掌风""大头瘟""红白痢""蛇皮风""臌胀病""瘌痢头""瘰螺痧"等,名目繁多,不胜枚举,容后一一加以解释。"鹤膝风"这种病,是专指慢性而顽固难治的膝关节肿大变形的疾病。我们知道古代一贯的传统,以"风、痨、臌、膈"为四大难病,故多数顽固难治之病都被称为"疯",如"大麻疯""鹅掌疯""羊痫疯"、中风后之"偏瘫"及脊髓病之"截瘫"等疾病,概称为"疯瘫"。这些病名上的"疯"字,似与古代病理方面的所谓"风为百病之长"及"风以动之"的"风"字,稍有不同,且中医书上有时称"风",如"中风""肝风"等;有时称"疯",如"疯瘫""麻疯"等。这里面的确是有两种意思。鹤膝风的"风"字,一半是关节运动障碍,一半是顽固难治的关系。但是膝关节肿大的原因不一,有淋浊性急性关节炎,关节滑涎囊炎肿,失以治疗,久久不愈,而成慢性关节变形者;亦有膝关节部分的骨结核(俗称骨痨),因结核菌侵入,使该部的骨质发生慢性的炎肿,亦可呈变形。我认为古代所称的"鹤膝风",大概包含这两种疾病在内。临床上要注意的是,前者初起时必有红、肿、热、痛(急性关节炎的症状),日后则肿而不痛也。后者起病时微觉酸痛或不痛,日久后则往往化脓,但脓液稀薄,不易收口,这在诊断上是比较容易鉴别的。至于治疗方法,二者均须早期检查,早期诊断,早期治疗。前者在急性期即以磺胺剂及注射抗生素等药物,大都可以痊愈。(急性关节炎,原因亦不一,有风湿性疾病所致,也有尿酸性等因素,亦须各按其原因而施治疗。此处所指者,以这类慢性关节炎肿,大概以淋浊性居多故也)后者早期施以石膏绑带,固定骨关节,卧床不动,同时施以滋养强壮疗法,或以太阳灯照射(红外线)及艾灸等,使骨间之结核病灶不致扩展,亦可免致膝关节之肿大变形及穿溃。若至后期,则二者都不易治疗,即使加以合理而全力的医疗,亦无法使肿大之关节(鹤膝)恢复原状也。

又问:中医以"羚羊角、犀角"等为重病期的救命药,俗称"扳药"。但是羚羊角、犀角究竟有什么效力? 这种药物价格很高,是否有其他代用品呢?

答:羚羊角有镇痉强心之功,犀角亦有强心解毒之故。在古时对于严重之病,例如心脏衰弱或呈现脑部异常症状时(所谓肝风内动,神昏谵语等),用这类药有一定的效果。又因为药价昂贵,患者及其家属更会增加抗病的信心,因为人体的机能本来就很微妙,有许多疾病除了要靠药物以外,还要依靠患者自己体内的抵抗力。但是遇到有传染病原的,例如脑膜炎或恶性疟疾、肺炎等,也许疗效就不一样了。

至于代用品,强心解毒可用西牛黄代替。普通的牛角及羊角等也都有类似的作用,或许只是药效较弱一些罢了。

杨孝先同学问:中药之温、热、寒、凉等药性,究竟有事实否?

答:事实是有的,但是过于强调中药药性的话,反而容易影响中药的功效,并且印定了读者的眼目,把药物的作用拘束在小范围里,无法临证活用了。譬如附子有振奋细胞的代谢作用,衰弱而体温低落的患者服后,可以恢复体温,增强机体的新陈代谢,因而人们称它为"温热性"。黄连有健胃作用,能促进胃肠活动而消退口腔及耳鼻咽喉等部位之充血性炎症,因而称它为"清心清胃的寒凉性中药"。其实,体温虽高而全身机能衰弱的患者,服用附子振起其机能后,体温反而出现降低。这是给小儿科衰弱患者用附子后常见的事实,如果硬说附子是温热药的话,那就无法解释了。古人对于此种矛盾的地方,就只能用"甘温能除大热",或则"真寒假热"等自圆其说了。

又如无热之患者,如果胃肠衰弱,消化不良时,用黄连一般有良效,如印定了黄连是寒凉药,而无热患者不能用,那亦等于"因噎废食"了。又黄连汤是黄连和干姜同用,治疗慢性胃炎功效是很好的。如果说定黄连是凉药,干姜是热药,那么只好硬说这胃痛呕吐(慢性胃炎)的疾病,是既有寒又有热等矛盾的病理了。我们要明了这些药物的作用,须先明了种种疾病的真正病原与病理的变化,那么对所谓寒热温凉的药性理论,才可不攻自破了。

又问:中风一病,中医书上分"真中风与类中风",又有"中经络、中血脉、中脏中腑",又有"闭症、脱症"等说法,它的诊断鉴别,似乎比现代医学更精细。而西医对中风仅以"脑出血"或"脑血栓"等解释之。于临床诊断时,辨别病之轻重、顺逆、预后等,究以何者为依据?

答:中医之临床诊断,全凭直觉的观察,以"猝然昏倒"为中风。可是猝然昏倒的原因亦很多。除脑出血之外,如脑血栓、脑血管痉挛或脑贫血等,均可使患者猝然昏倒,因而一概包括在中风病名之中了。不过这些病的症状,初起时可能有的症状是相似的,预后则大不相同了。罹患脑出血或脑血栓之后,有一部分患者的病灶影响大脑中枢而出现有"口眼㖞斜""半身不遂"等神经麻痹症状。其他非中枢性脑疾患,虽有猝然昏倒,但很少出现上述单侧麻痹症状,故特另立病名为"类中风",而辨别其非真中风也。但类中风里也包括有一时性"脑贫血"或"脑充血"等。因脑贫血者名"虚中";因饱食胃胀之反射性者名"食中";中暑热厥,以及情志冲激、大怒激脑而猝倒的所谓"气中"等。至于真中风,例如脑血管出血,有因长期动脉血管硬化,导致血压过高而造成血管破裂,亦有因脑梅毒而来者。破裂的动脉血管大小不同,出血量的多少也不同。另外,由于被溢血所压迫的脑组织部位的不同,表现的临床症状也不一样。例如言语中枢被压迫时,则会发生言语障碍;舌咽神经被压迫时,则会发生吞咽异常;若内囊部出血,则反对侧半身知觉麻痹,若左侧内囊及中心神经节附近之小出血,则发不完全之失语症,其精神机能可能出现障碍,记忆力减退而健忘,感情易变,或喜或怒或哭或笑,世间万事无兴味,而终至痴呆也。脑皮质出血,则反对侧单瘫,而常兼癫痫样发作;脑脚出血,则反对侧单瘫,同侧动眼神经麻痹,是谓"交叉性偏瘫";桥脑出血,常跨其正中线,且波及延髓,此乃生命中枢,出血虽少,亦能迅速致死。

郭心翔社员问:胃出血与肺出血等,列入何病?

答:胃出血列于消化系,胃及十二指肠溃疡中。肺出血列于传染病肺结核及呼吸系之肺脓疡、肺坏疽等篇。出血是一种"症状",而不是"病",故不限于上述的。其他如胃黏膜血管瘤、胃癌、食管疾患等均可吐(呕)血,请注意。临床上要留心的是,真正的胃出血不是咳而是呕出来的,血色或红或紫黑,往往夹有食物残屑及酸性胃液。肺出血是"咯血",一定是一口一口从呼吸道里咯出来的。然大量时虽亦有像呕者,但多少有一两声咳嗽或咳咯音,且血多鲜红而带泡沫,如果同时有夹痰沫者,则更容易鉴别。还有一种后鼻道出血(中医名"衄血"),往往由口腔咯血,不咳亦不呕,血有时亦多而色鲜,患者只感觉咽喉有血腥气,即自然溢出,一口口或一连串的吐血,要注意的是此时必带有一些鼻塞,需要鉴别,中医统称"吐血",在名字上也就不严格了。还有古称"血多量者,有热者,名阳明胃血"之说法也是需要探讨的,因为中医的病名是依据治疗经验而定出来的,对于肺或支气管的大量出血患者,事实上往往同时伴有热度而便秘。有此种倾向的咯血,可选用中药三黄泻心汤,或黄连解毒汤等类(这些都称为清胃泻火方药),的确可以收顿挫之效,在古人以治效来推测,这是阳明胃血无疑了。中医书中类似者很多,今后拟一一加以整理,和诸同志交流研究。

丁萄匀社员问:家父一生置身教育,平常健饭、健走、能饮,但无嗜好(一年中饮酒不过数次)。今年75岁,八月间忽然发生中风症状,虽未昏卧,然言语蹇涩、神识不清等症象毕至。经服中药渐次见愈,而遗留右侧手脚不能举动(无疼痛,并未失去知觉)之偏瘫,终不能治愈,宜用何药治之?敬请赐教。(近几年来右手颤动,吃饭时不能握筷,但写字则不颤

动,何故)

答:令尊近数年来右手之颤动,的确是古称的"风信",即是中风的预兆。因老年人动脉血管本来易脆硬,若再加某种原因,如精神刺激或常习便秘,以及潜伏梅毒等原因,那血管就更容易变得硬脆,脑部的毛细动脉血管也容易破裂。血液溢出了血管之外,压迫了脑组织或脑神经,就有可能出现半身不遂(右半身不遂是左半脑部出血,神经是在中枢左右交叉的)。有不少中风患者,一度出血后立即凝止,已溢出的血液如果很少的话,也可能慢慢被吸收而治愈。

平时,人们常见的所谓跌扑青肿,就是皮下毛细血管的溢血。这种情况下,只要不继续去碰伤它,好好地休养十来天,青肿就自会消退,皮肤也会恢复原状。这就是病理学中的"吸收"(请参考生理解剖与病理)。

令尊大人只是一部分神经被损害,故不痛不痒而只偏瘫。此病须注意大便之通畅(不畅可服桃仁承气汤),绝对不能努力大便(用力胀),以及避免恼怒、饱食,勿吃刺激物,如烟酒等。另外每天服用芦丁和维生素C(市上有成药出售,中国"中心络通"复方片剂,三至六片,照说明书常服,有利病情恢复),也可同时服用民间药"药芹菜",用开水将其泡洗后,打汁冲服。又棕榈树叶煎汤代茶均有较好效果。柿子、柿饼和其他水果也可多吃,少吃脂肪类食品。此病全在自然疗养,含碘的海带亦可常吃。中药方面如川芎、赤芍、桃仁、牛膝、钩藤、桑叶、甘菊、何首乌等都可根据症状来选用。也可试服补阳还五汤。

又问:内人35岁,中等体格,皮肉薄白而松,今年五、六、七月间患了一连串疾病:颈部肌肉痛、肩臂疼痛、两手指麻木、腹泻、头晕(一次顿觉屋倒室倾即卧于地)。现在左边颈项、手足常觉麻木,冷感,天阴更甚,只能吃早中两餐,若用晚餐,腹内不适,且发泻下。我断她的病是神经衰弱兼肌肉风湿痛,对否?宜用何药?敬祈赐教。

答:尊夫人的病,肌肉风湿痛及神经衰弱颇有可能,但一次晕倒而手足常见麻木,且晚餐后腹中不适,易发腹泻等,似还有脑部及胃肠方面等疾患,还须详细检查。请试服当归四逆汤,可以有点帮助。

　　童伯薰社员问：鄙人有一弟，今年 17 岁，臀部大腿股关节处疼痛不能行动，卧床近半载。经西医拍 X 光片，结果为"骨痨"。后再改由疯科医生看，迄今虽也是服药，总无效力。依病状推断，当是骨痨无疑！此症现患者甚多，兹尚有数疑点，敬祈赐答！

　　①骨痨之成因若何？患者大都见在腿部关节处，其他等处不甚见有者，何故？有无特殊治疗法及预防法？

　　②中医云"疯"！其名虽异，其症是否属一？"疯"与"骨痨"，两者之间有何显著区别？

　　③如系骨痨，是否化脓性者，何以病者至今患处不见有红肿现象，仅患处以下（大腿小腿等）日见消瘦，体肤触之，自患处以下全冷，无甚温度，即以厚絮盖之，患部亦不见有汗出。往昔天阴雨时，辄见酸痛，近已不甚觉得，不能须臾少动，动则痛彻心肺。两腿仅一腿如此，一腿则完好如常。食量正常，虽小便颜色浑浊，如有沉淀物质者，请问骨痨症状，是否如此？

　　答：①骨痨之原因，是痨病菌（结核菌）侵入骨膜或软骨组织中而发病的，其发病的部位不一定是大腿股关节。或膝关节处（俗称"鹤膝风"），或脊椎骨处（成驼背），或手指关节、足指关节等处均有发病者。此病古时或混称为"疯"（即"鹤膝疯"等），尚有"流痰""流注""疯毒""穿骨流注"等名称，绝无标准病名。治疗时除了辨证处方以外，也可试用龟板黑烧法。并注意预防其扩大及蔓延，尽量静养安卧，或用石膏绑带固定其关节，使他不致多动。

　　②"疯"是以症状而定名的，像"疯痛""疯瘫"等；骨痨是依病原而定名的，因此病是结核菌侵入骨膜或软骨组织中而发病也，二而一，一而二也。

　　③骨痨有化脓者，亦有不化脓者，在骨膜深处者，即使要化脓，亦非短期间事也。然能静养且营养佳良，亦即机体的抵抗力强时，或可以不化脓，只不过该处局部肿起不能平复耳。大关节肿胀，而关节之上下部肌肉消瘦，并且冷者，是营养及血液衰少之故。局部的肌肉枯瘪，则汗腺

亦枯瘪,何来汗液？酸痛是局部神经缺乏营养而发,至于小便浑浊而多沉淀,还须预防并发肾痨(肾结核)。宜请医师诊查,因为结核菌易繁殖。

张引球社员问:我今年 22 岁,去年结婚,已怀孕 8 个月,身体甚好,饮食如常。但足上自膝盖以下浮肿非常,行动不便,手按之略觉微痛,早晨肿退些,至晚肿甚。敬问:

①是否脚气病？

②别人谓胎气,不知何谓胎气？

③脚气自疗服何药？胎气服何药？

④不服药对身体有害吗？将来临盆不妨吧！请详细答复,不胜感激！

答:怀孕 8 个月,而足跗浮肿,大概是通俗所谓胎气之故吧！

①不像是脚气,因脚气而足肿,你绝不会"身体甚健,饮食如常",而且脚气病,大抵步履不方便,或竟足软弱不能步履也。

②俗称胎气者,因腹中胎儿,逐日在长大,而子宫亦随之膨大,致腹腔内诸脏器均受到它的压迫而造成血液循环不良,泌尿系统及心脏血管等均受影响,而易出现下肢浮肿及横膈膜上压而行动气逆。

③脚气自疗,应服维生素 B,胎气足肿,服用些利尿药,如有益无损的西瓜皮煎汤代茶,或红赤豆,或茯苓、白术各三钱煎服均可。

④不服用药物,如果饮食睡眠等都如常的话,那分娩后,浮肿自会消退。

殷企仁同学问:我们临床上经常遇到便血患者,检查结果多为内痔出血,其中也有外痔出血或直肠溃疡出血。像这种症状,中医书里概称"肠风"或"肠红",按中医治疗有槐花散、脏连丸等方剂,可是疗效不尽如人意。依先生的经验,有何其他理想的疗法？

答:如果是内痔出血的话,用本医院创制的"肛患消"药锭,塞于肛内,颇有局部止血的功效,或用地榆一两,槐花一两,煎浓汤 500mL,去渣滤过,待温和时,用玻璃水节灌入直肠内,每次 60～100mL,一日二三次,至多三四次之后,即可止血。如果是阿米巴性肠溃疡的出血(诊断确实的话），可以用鸦胆子仁（去壳）50～80粒，加少量开水放消毒乳杯中研成乳剂，然后加温开水成100mL，一日分2次作保留灌肠（也用玻璃管灌注，轻轻灌入，使药液能在一段时间里保留在直肠内）。便血能较快地停止，腹痛后重也能改善。但血痢治愈后，仍须继续用药一至两个星期，以期消灭阿米巴原虫为止。

又问：胃病患者有胃酸过多和胃酸缺少两种类型，我们在临床诊疗时如何来进行鉴别？对这两种不同类型胃病的用药又如何分别，请指示。

答：胃液原本是酸性的，有因某种原因而导致酸度增高，或其他原因而造成酸度减弱。如果要检查胃液的酸度，最准确的方法为化学试验。至于临床诊疗时的鉴别，只能把太多和太少的病症鉴别出来，但略多或略少一些的，就不容易鉴别了。一般的临床表现是：胃酸偏多的患者，嗳噫或呕吐时自己感觉到有酸味，且易饥（古称"吞酸嘈杂"，这四个字形容得很好），胃痛亦比较尖锐。胃溃疡患者大多数是胃酸过多。而胃酸缺乏者，则消化迟呆，不饥不饿，易作饱闷，胃痛比较钝性。胃癌及慢性胃炎患者中有相当一部分属于胃酸减退的类型。至于中医、中药治疗，酸多则用左金丸、瓦楞子、牡蛎等制酸剂；胃酸缺乏则用辛辣刺激性健胃剂，如生姜、桂枝、黄连、乌梅、胡椒、良姜等。前者类似古称的"胃热""胃实火"，后者类似"胃虚寒"方面的病症。

又问：中药的健胃助消化药与通俗所称的"打食积"药，究应如何分别？

答：健胃药，是指能够促进胃肠的生理功能，增加消化液分泌的生药，其中可分为辛香刺激健胃药及苦味健胃药等。前者是砂仁、橘皮、豆蔻、丁香等类，后者是黄连、大黄、龙胆草、蒲公英等类。另有一类健胃药，例如鸡内金、山楂肉、麦芽、神曲等能够直接消化胃肠里的食物，有的药物本身就含有消化酶，例如鸡内金中含有胃蛋白酶、神曲中含有淀粉酶等。至于通俗所称的"打食积"，是指消化异常时，胃肠内容物阻滞时所用的导滞泻下剂，如枳实导滞丸、木香槟榔丸（泻下与健胃消化等复方)等是也。

又问:舌苔鉴别诊断的重要性及与用药的关系如何?

答:我在临床诊疗时经常强调舌苔与舌质鉴别诊断的重要性,因为舌苔与舌质的变化不仅能反映出消化系统疾病,如肠胃病、伤寒、胃肠炎等,有时亦涉及血液与循环系统疾病。中医认为,当患者的舌苔呈白而厚腻时,称为寒湿滞留(即胃肠内消化吸收异常),这种情况下使用祛寒燥湿的平胃散能改善症状;急性热病而舌苔黄厚焦燥时,称阳明里实(即肠中有宿粪燥结),用承气汤泻下有效;又贫血患者舌质淡白,宜补血剂如当归补血汤;瘀血者舌呈暗紫色或有散在的瘀点,常用桃仁、红花、丹参等活血化瘀药;热病后期体力衰弱而舌呈光红无苔者,古称"镜面舌",称阴虚,津液枯涸,这是养素消耗而来的,多用养阴生津之药,如服用生地黄、麦门冬、天花粉、石斛等(这类生药多含有丰富的维生素 C 及 P. P. 等)常可见效。又古称白苔属表证,热病初起时多见之,用辛凉解表药,如荆芥、防风、苏叶、薄荷、藿香等,这是发汗健胃药。因急性热病初起而舌有白苔者,大多是合并有消化系统方面的异常,故用发汗健胃药,往往能见效。

又问:脉搏在临床诊断上有哪些价值?我们在临床上应该注意哪几点?

答:脉搏在诊断上的价值较大,它能反映出心脏和血管等循环系统的状态,尤其是心律、血压与血管壁的张力,以及神经系统疾患等,例如脉歇止(古称"结促代")跳动至数不整,可能是心脏瓣膜病,亦有因神经性疾患而起;又脉强硬(古称"弦""牢""革"等),可能是血压偏高,动脉血管硬化;脉软弱无力,或至数模糊甚至无脉搏(古称"濡细""微弱""伏"等)可能是血压偏低,贫血,或者为心力衰竭,或脑病休克等;又伤寒病的重搏脉(重复性脉),以及与体温不成正比率的慢脉(体温在华氏 102℃~103℃,即 39℃~39.5℃,脉搏率在 80~90 次/分之间者)等,这些脉搏的变化对疾病的诊断都比较有帮助。所以在诊脉时应准备一只有秒针的计时表,仔细计数脉搏。普通发热性疾病,热度愈高则脉搏愈快,唯独伤寒病往往热高而脉搏每分钟不超出 100 次。如果伤寒病的脉搏每分钟超出了 120 次时，那就有心力不支的危险，那时候就应考虑用强心剂。如果在伤寒早期出现持续性的重复脉，就表示有可能为严重的感染或显著的毒血证。因此诊脉对于疾病的诊断及其预后也是大有帮助的。

又问：急性支气管炎，咳嗽声嗄，喉头干且痛，古称"重伤风"，此时用普通西药之润喉止咳糖浆类效果令人不甚满意。中药的理想止咳消炎药有哪几种？

答：中药如安南子、酸浆、马勃、射干、甘草、玉蝴蝶、鲜沙参、牛蒡子等，选用其中一两种浓煎而加糖浆频频饮服，对于急性支气管炎，效果比较好。

又问：急性肾炎，突然目窠下浮肿，肿连及胸，喘息咳嗽，小便不利，此在古医书称"风水肿"。照先生的经验，有何理想的中药方剂？

答：古称"风水肿"，有一部分是属于流感性急性肾炎。我的经验是以麻黄连翘赤小豆汤，加桑白皮、木贼草等，功效颇佳。又皮肤病性肾炎，即疖疮患者或因其他皮肤病而起之浮肿，用本方再加防风通圣散，往往有效。

又问：对于慢性支气管炎之咳嗽，我们用西药"碘化钾"加入祛痰镇咳剂内治疗，可是患者服用后容易影响食欲。如果服用中药，应该选用哪些？

答：海藻、昆布等中药里也富含碘质，我常把这两种药和贝母、杏仁、款冬、桔梗、甘草等用于慢性支气管炎，效果亦很好。又王孟英的雪羹汤用陈海蜇和大荸荠煎汤，经常服用，治疗慢性支气管炎效果也很好，而且经济又便利。我在没有荸荠的时候，改用萝卜代荸荠也有一定疗效。因陈海蜇也是含碘的东西，颇适于慢性支气管炎的久咳。古时虽发现这味食物中药，可是不知它真正的药理作用，故只说海蜇能化顽痰，而不知它具有解痉、消炎、祛痰之作用，是治疗慢性支气管炎的妙药。

又问：进入慢性期的肾炎性浮肿，治疗上是颇为麻烦的，西药中没有什么特效药。照先生的经验，有哪些中药是属于比较有效的？

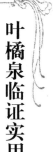

答:我在治疗慢性肾炎性浮肿时,常用大量的西瓜皮(须用厚皮,若用中药店出售的西瓜翠衣,效果欠佳)、玉蜀黍蕊、白茅根、赤小豆、浮萍、麻黄、木贼草、桑白皮等。如果患者大便秘结的话,再加黑白丑(牵牛子)、营实等,根据患者的具体病状进行辨证施治,往往能见良效。

又问:治疗心脏性浮肿时,用何方药?

答:心脏性浮肿,我常用的方药为苓桂术甘汤、桂枝加苓术附汤、炙甘草汤、四君子汤、金匮肾气丸方等,只要辨证恰当,颇有效。

又问:对于妊妇的患者,按常规不可用泻下药,但是在临床上,遇到妊妇便秘而必须通便时,应该用哪些药比较安全呢?

答:如果患者有胎位下移,或出血而有流产倾向者,切忌用下剂。但在必要时,可用知母、柏子仁、郁李仁、麻仁、当归、生地、元参、麦冬等滋阴、养血、润肠药比较安全。特别应该警惕的是,妇人妊娠期中,凡是能激起肠蠕动亢进,以引起子宫充血的药物,例如芦荟、大黄、番泻叶等,都在禁用之列。

又问:产后用泻下剂有无禁忌?

答:妇人在分娩后的十天以内,由于胎盘刚刚剥离,子宫黏膜还比较脆弱,容易出血,故仍须禁忌泻下剂。如果分娩后超过十天以上,已无子宫出血及分泌物出现时,那就无须禁忌了。

吴人农社员问:兹有疑难病:患者男性,年21岁,17岁时结婚,去年冬季突然头痛、头晕,愈后,今年(阴历)正月十五又突然口吐白沫,神志昏迷,约四小时,服羚羊角,苏后右侧手足麻木,右腹似有气上升,即头晕,舌强言蹇,脉弦舌苔白腻,时发时愈,类似中风的癫痫证,近于神经疾病,服平肝息风豁痰之药,如石决明、天麻、当归、秦艽、胆星、天虫、白附子之类,以后发作时间间隔变长,间日或二三天发作一次。兹特函询,这是何病,应如何治法,敬请指教!

答:按来信所述之症状,颇似脑部疾患,例如突然头疼头晕,吐白沫昏迷,右侧手足麻木,右腹似有气升,舌强言蹇等,这些症状显然提示病变在脑部。但是造成脑部疾患的原因较多,在临床诊疗时,有条件最好学习一点解剖生理与病理，以及诊断学方面的知识。翻开脑神经内外科的教科书，就知脑病包括有脑梅毒、脑结核、脑肿瘤、歇斯底里、癫痫等。要下诊断，还须参考患者其他的情况而定。至于对症疗法，不拘中西药物，均不过暂以镇静剂，缓解其一时之发作。西药则采用溴素及罗米那儿等。中医辨证合理时，解痉安神、消炎解毒的中药也能收到一定效果。若参考现代医学的诊断，则能进一步提高疗效。例如，患者如果曾有涉足花丛或家族曾有梅毒病史的话，最好嘱先验血，梅毒反应阳性者，即是脑梅毒，可用驱梅疗法，这样针对性就更强了。

湖南省宁乡六区粟溪中医联合治疗所，杨仲俞、洪士毅、袁而知、潘柱何、潘建之、潘鉴周等来函问：关于研究中医学的问题：

问：中医书籍，浩如烟海，聚讼纷纭，莫衷一是，究竟以哪些书籍为基本材料？哪些书籍为参考材料？现在有何标准教材？请详示之，以为学医规律。

答：如果自囿于中医书本的小天地中，要求找出一个标准教材来，不但现在没有，可以说将来恐怕也不一定会有。因为我们要进步，必须追随时代，除了学习中医古典医籍以外，还应积极地吸收现代科学知识，不能自限门户，只在中医范围内兜圈子。

问：《黄帝内经》《伤寒论》《金匮要略》为中医基本书籍，注者甚多，应以哪几家为宗？杂病与温热病，以哪几家为师？

答：我认为许多注解的书，徒乱人意，不如直接读其原文。《黄帝内经》除外，《伤寒论》和《金匮要略》可说是中医的基础，可惜脱简残缺了。譬如一书，原文中已错误颠倒得很多。现在有《古本康平伤寒论》一书，对照之下就知所谓宋本者，已不可靠，何况市上普通版本呢？本医学丛书中，有《中医基石》一书，以张仲景《伤寒论》和《金匮要略》二书为轨范，中医对证疗法的规格，悉在于此，读后自知。

问：中医科学化，应参照哪些书籍？

答：本社（农村医疗进修社）举办的目的之一就是为了帮助中医界同志们解决这个问题。我们编辑的医学丛书，都是尽量用现代医学知识来解释中医中药的。其他医学出版社出版的包括生理解剖、细菌学等方面的书籍,都可以参考学习。

问:参加中医考试,应研究哪些书籍,以上各条,请详加指示,此外对于中医应有常识的研究,请示标准课程?

答:按照政府当前的号召,已经明确指出要"预防为主""中医科学化"等。所以说不考则已,考起来时,科学的医学基础知识,例如生理解剖学、病理学、免疫学、细菌学、预防医学等,必须认真学习;中医应有的常识当然最为重要,可参看《中医基石》《中医诊疗》《实用中药》等书。

问:西医的优点是有特效药品,现代中药是否有已经试验的特效药品?请详加指导,以资购用。

答:迄今为止,已有不少种类的中药经过科学实验证明确实有效,例如有使君子驱蛔虫,槟榔子驱绦虫,常山抗疟疾,鸦胆子治虫痢及疟疾等。最近苏联方面对药用植物的临床研究颇下工夫。国内出版的医学杂志与书籍对这方面常有介绍,我在最近编辑出版的《实用中药》一书中,也收载了不少这方面的资料。

问:我国古代针灸学,适合于科学,但年久失传,现代有无真实能手?请详示之。

答:针灸是一种物理疗法,的确合于科学的,不过我不是专门研究针灸的,故对于现代谁是真实能手,恕不能妄测。

问:日本《皇汉医学》对中医有无发挥?请示及以资购阅。

答:日本学者非常敬佩我国汉代的张仲景医师,他们长年来研究汉医汉药,有其经验与特长,他们的研究方法是一系列的。"方证用药"可以说是其最大的特点,有是证,用是方,例如柴胡汤证,桂枝汤证,小青龙汤证等,把某种病症配合方剂,所以他们叫作"汉方医"。一方面他们的"汉方医"都是西医师出身,由于他们已经具备了科学基本知识,所以研究程序比较合理,而容易得到效果。不若我国目前的一些所谓新中医著作,往往脱离了基础医学,而只取片言断句,作牵强附会的解释,持主观成见,而缺乏客观立场。汤本求真医师所著《皇汉医学》一书有参考价值,大塚敬节和矢数道明等医师合著的《汉方诊疗之实际》一书更有临床实用价值。

张尧山社员问:一女子,30 岁,平时身体很健康,月经停了 2 个月,一日可能是因吃西瓜后受了寒,突然腹部剧烈疼痛,月经来了一点,但数量不多。被某妇科老中医诊断为受寒阻经,开了四物汤加附子、肉桂等,患者服后效果不佳,疼痛仍剧,痛时面色惨白,四肢冰冷,冷汗淋漓,呕吐频频,到了第 3 天,腹部胀大,两手无脉而死。生前此病请了许多医生,有的说是"干霍乱",也有的说是"夹阴伤寒",莫衷一是,药物则肉桂、麝香、沉香、厚朴、辟瘟丹等都用过,如水沃石。此究是何病? 应服何药方? 请详细答复。

答:照来信所述病状,此病例极有可能是"宫外孕"内出血过多而病故的。宫外孕又名"输卵管妊娠"。我们知道女子正常的受孕过程是这样的:当卵巢内有一颗卵子成熟后就开始排出,恰巧此期间有男子的精子(一名精虫)进入子宫时,精子大都会向上游行,钻进输卵管,在输卵管内和卵子接触后,精子钻进了卵子中,那颗卵子就成了受精卵(一名受孕卵)。接着受精卵再沿着输卵管慢慢往下移动,到了子宫内,黏附在子宫内壁上(医学上称为"着床"),逐渐成长为胎儿,这就是正常受孕的经过。但有时因某种原因,受精卵不能顺利地下移,而被阻止在输卵管中(大多数是因输卵管内壁有慢性炎症,例如慢性淋病等),于是受精卵就会在输卵管内壁"着床",当然也会逐渐长大起来。但是输卵管与子宫不同,其壁比较薄弱,根本经不住胎儿在该处发育长大。妊娠两个月时,胎儿增长到大约鸡蛋或鸭蛋大小时,输卵管壁已经开始"招架不住"了,因为在胎孕发育的两个月中,输卵管壁组织里的血管变粗,血液循环加速,所以输卵管破裂后就可能流出大量的血液。这些血液大部分会流到腹腔内(子宫外面),只有极少部分血液沿着输卵管流入子宫内,所以这时患者可能会出现一点月经,其实这不是月经而是血管里流出来的血。

由于患者体内在大量出血,临床上很快会出现面色惨白、四肢冰冷、冷汗淋漓等症状,又因为大量血液流入腹腔,造成腹部膨胀,失血过多,所以脉搏可能会摸不到。这个病例最终是大失血造成虚脱而死,既不是"受寒阻经",也不是"干霍乱",更不是"夹阴伤寒"。

　　此病专凭内服药物是无济于事的,必须将患者火速送进医院施行手术,剔除胎盘,洗去腹腔积血,补充血液,抗菌消炎才能得救。若在偏远乡村无医院可送,而作权宜之计时,只能给予止痛止血强心之内服药,如参附胶艾汤,以及尽快注射葡萄糖和生理食盐水等以补充体液,暂以维持其危局。至于麝香、肉桂等通经药,则反而促进其出血,此时不宜使用。

中国医药卫生常识

序

"不患莫己知,求为可知也。"这是《论语》上的格言古训,意思是说,一个人不怕没有名声,不要过分好名。假使没有真实本领,单靠枪花玄虚,闹成空头名声,一来可耻,二来西洋镜终会拆穿。等到拆穿下来,这脸反而丢大了,不如切切实实于学问行谊上用功,到了相当的程度,自然"如锥处囊,脱颖而出"。这才是实至名归,真金不怕火。

这种古训向来普及于中国的知识阶级,成为风尚。无论是学问是营业,绝对不许自己夸赞,而且因为避嫌疑之故,也不许夸赞同时活在世界上的人。如其夸赞了,人家会说你"标榜",会疑心你们两个人约定了,彼此代为吹牛。所以往年的医生,除开业时贴几张招纸外,什么"鸣谢",什么"名人介绍",这些玩意儿是绝对没有的。

旧礼教是吃人的。近年来,多谢那些革命同志,帮我们打倒了那些旧礼教。标榜不标榜,当然不成问题。一面别出心裁,发明一种革命的摩登的名词,叫做"宣传",试看墙头壁脚,标语口号,闹得人何等眼花缭乱。我们中医界,别的人才不敢自夸,顶呱呱的宣传人才却很有几位。办报出书,请客联络,样样周到,把那嬉戏不勤学的黄口孺子,居然宣传成一时无两的名医。可是学问这件东西,非用苦工夫,绝不肯自动钻进你的脑子里。凭你宣传本领怎样大,一关涉到学问,就对不起,老大马脚会露出来,给识者见了,不免嗤之以鼻。做宣传的人,只图哄过一般无知识的民众,绝不顾虑其他。鄙人却有些不忍坐视。一则这样聪明人,不用功实学,专心于弄玄虚,太觉可惜;二则眼前虽可博取衣食,日久拆穿,终究不是生意经;三则这个年头,中医的信用名誉正有些摇摇欲坠,为了个人的衣食,不恤打碎全体的老招牌,良心上也觉说不过去。因此种种,曾苦口婆心地规劝过几次。岂知那些人非但不听,反以为鄙人攻讦同道,怀挟外心。其实,鄙人只是不幸与那些人同戴着中医两字的旗帜罢了。若说同道,鄙人是万万不敢仰攀的。后来他们大概是越想越恨,不肯干休,有的是手段,很把鄙人摆布了几回。鄙人冷眼静观,一面暗地里好笑，一面也算领悟了些世故人情。对于公众的事，觉得不可过于热心；对于中医学的兴废存亡，觉得也有因果气数。一二人的力量，急切挽救不来，很想从此做个自了汉，不问其他。然而最近的事实又告诉我不然。

宣传事业发达到极点，否极泰来。民众们对于宣传的语言文字，已知道只是口头笔底工夫，与事实恰成反比例，最小限度，也与事实有很远的距离。鄙人也接到不少的信，得到不少的口头报告，说某医士是滑头，某医书、某杂志是宣传品、营利品……我们既得这些有辨别力的读者，随便说几句话，又不须像往昔时的避忌标榜，那么畅畅快快说几句正经话，也不算失时了。叶君橘泉的书刚好在这个当儿出而问世，也许是中医学的危运从此有些转机吧。

鄙人与叶君至今没有见过面，彼此不知道妍丑肥瘦。在八年以前，彼此连名姓都不知道。既谈不到什么交情，当然也没有中医界"回护同道"的旧习惯。八年前叶君加入铁樵函授中医学校，其时鄙人任阅卷答问之役，因此通起信来。这八年中，叶君常把医药问题通函讨论。去年冬天，把这部中国医药卫生常识寄来，嘱鄙人作序，并设法付印。鄙人俗事太忙，一直搁到如今，才拼弃一个黄昏时间，把书稿一气读完，提笔做这篇序文。

替人家的书做序，当然要把这部书称赞个痛快，这大概也是世故人情中一种不成文的规则吧。鄙人毕竟是个书呆子，脑筋中的旧礼教观念毕竟不曾彻底革除，于是对于叶君这部书，虽做序文，却不敢怎样称赞。幸好叶君之书，有目共赏，不赞也不损其真价值。不过鄙人敢向读者证明，叶君的主张见识，可说完全与鄙人一样，这并不是一句空话。鄙人于六七年前有一篇《改造中医之商榷》，分期登载于《中国医学月刊》里。读者诸君试取而对比，便知不是虚言。鄙人那篇商榷做得太冗长，有十来万字。叶君这部常识，只得二万余字，已把医药上主要问题说尽无余了。有人说《史记》文字少而所记的年代多，《汉书》文字多而所记的年代少，以此判别优劣。以彼例此，也许鄙人赶不上叶君。鄙人本想把散在各种医报杂志里历年所作的论医文字，汇集起来出一部专书。如今叶君之书既出，鄙人那部书尽可以暂缓，或者竟不必出了。

定要从中找个见识主张上不同的地方，那么也有。叶君解释迷信的祈祷，意思是说疾病惟有医药可以救疗，祈祷是绝对无用的。鄙人的所见却稍有不同。"四大"（佛经指地、水、火、风，犹言构成身体的物质）的病，医药可以救疗；"业障"（无始以来，无量前身所造恶因）的病，医药无能为力，惟有忏悔自新，藉佛法解脱。鄙人此种识见亦有事实可以证明，但不信因果的人听了，什么"心理作用""精神治疗"，总能强词夺理，反引起谤佛的罪过，如今也不去说他，不知叶君之意究竟如何。不过吾所谓忏悔者，绝不是"三老爷""刘大王"跟前许愿。吾所谓佛法解脱者，绝不是巫觋梼鬼，香灰煎服而已。"无明纠缠，业海无边，五浊众生之知见行为，颠倒错乱，如蛾投火者，何可胜计"。"黄钟瓦釜之叹，灵均所见殊不广耳"。至于医药，也逃不出这个公例。服药欲其愈病，却一味清淡和平。延医欲其诊治，却一味面谀便巧。任是非之颠倒，等性命于鸿毛，佛眼看来，何等悲悯。叶君之书义正词浅，篇幅不多，读者易于卒业，挽社会之颓风，续中医之危运，其功德不让于起造浮屠也。

　　　　　　　　　　　癸酉立夏　陆渊雷序

引　言

　　海外已经普及之常识引入中国，每惊之为非常。在城市之陬澨，交通阻阂之区域，其常识更守旧，欲其习闻非常以渐为常，必迟之又久矣。政教之难于普及，学说交流尤滞钝，是故常识非常识，以时间别，亦以空间别。大事无论，就小言医其一端，而医关人民生命，何云小。巫医为类，医卜为类，其常识不知居何等。人生受命于天乎，抑受命于医乎。此亭长语，而为皇帝矣，则郑重纪之。死生有命，陋儒诵史书秉为常识，孔门亦以死生有命为常识也。疾病请祷，但答祷久。问疾伯牛，亡之命矣。圣贤不主医药，未达不敢尝。又安有医药常识，则何怪朱注小道，以医为卜类，夫卜故巫类也。古者巫咸作巫，巫彭作医，医字本从巫作毉。据后汉郭玉传，毉之为言意也，毉亦以殹为声，则取义必在巫。许书虽不收毉字，而芟古籀而统以篆，固许书之例也。医训以酒治病，酒为汤液类。据传伊尹作汤液，则远在炎黄之后，医字必为后出字矣。周礼巫医并重，而医师次于巫师，下士为之，医仍不离乎巫。春秋秦医入晋视疾，证为膏肓以符鬼梦，迹亦近巫。其或预侦宫寝漏言，自衒其术耳。左氏浮夸，取充记载，无足异者，要之巫风浃髓，流衍绵恒。汉代以鬼神为常识，巫蛊之说，毒流宫禁，其有通识特为常语以箴茫昧者，独一王仲任耳。魏晋而后，直至于清代徐氏大椿，为医之杰，犹然有鬼病须针鬼哭穴之说，锢旧知识之蜕于空间、时间如是其难哉。然而徐氏终为医杰，据所著伤寒类方一卷，方以类从，证随方注，使人知按证以求方，而不必循经以求证，此真能直接仲圣及上窥《黄帝内经》者。仲景自言撰用《素问》。夫《素问》与《灵枢》，通号《黄帝内经》。《素问》至唐时始由王冰补残缺，注以行世。《灵枢》出尤晚，在南宋矣。编四库书之纪氏，谓《素问》必为周秦间人传述旧闻，著之竹帛者，古书多伪托，矧为皇古。汉代儒士崇信洪范五行，则安知《素问》非汉人所作。惟《汉书·艺文志》，已有经方名称，故纪昀揣为秦汉间人所传述耳。《艺文志》诋医之失，且引有病不治常得中医之谚，是当时必以弗药有喜为常识矣。仲景初非业医，当守长沙时，大疫流行,治法杂出莫济,意必非命数所致,乃发愤研究方书,搜罗诸古方,据证按验,而于传述旧闻之皇古书中,披沙得金,著为《伤寒论》。其曰撰用《素问》,不遇云于古有征。夫岂若经生家之恪守师法,一句一字例不得稍有增损乎。故撰用《素问》云者,用之云尔,原非奉为铸定药方,且自抒己论,初非依经作传也。唐宋以还,治《伤寒论》者增多,大抵谈玄之风习,百世不变。又实便于妄托高深,驾空售欺之流,故阴阳大论,司天运气,藏象传经,子母补泻等说,皆诡医所取便。金元方盛行,而谓善于变化古方,大药摒不用,且大病本不常遇,即遇矣,即明知有大药矣,既不能确证病理,毋宁慎重于负责任,而依违轻减以就时方轨范。其在藉游扬已取得高名者,又加慎于一剂之颠覆,时方妙用,妙在此矣。凡此医猾,徐氏《医学源流论》指责所及,大约概之。又徐氏以仲景诸方,唐人所传已有合有不合,宋以后弥失古法,故又博采古方,疏通证明,著为《兰台轨范》。纪氏取徐氏书以为历代医书之殿,虽其序目之例如此,而徐氏医学实足直接仲圣,标为后动。清距汉时间遥远,徐氏书行世,殊未必普及为常识。近数十年来,欧风东渐,东倭又介绍之,医术大变,初尚堙隔,今则几折而入。窃欲空间之易彻,五行之为医魔,其将渐灭乎。然而尚远,能者挟其常识起与敌,不能者道听而途说,依附以嚣新,而漫言沟通。夫沟通固未必无路,即就《伤寒论》经方言之,东倭虽早已全法德医,而其素服膺于汉学者,《伤寒论》乃有发明。西人亦且研究中医方之药物,而挟其主要,化验其正副之作用,此正足以警中国市医之知方而不知药者,安得云彼仅考药而不屑考中方乎。夫伤寒诸证多变,变之不能预测,中医以传经顺逆为遁词,西医亦不能预云彻底,屡经屡有不验,则但为现证之正当治法云尔。常识何足为识之常,日益进化,则日益增识。在德国尚欲然于医学之幼稚,而我顾夷然不屑与沟通乎。抑谓沟通则不可,划界各自独立,则庶几保我国粹乎。此不知时间之递嬗有如物坠力,苟中间无所隔碍,其坠速必层累而倍,若空间则视交通之繁促与阔疏而已。关于时空二者之各有相悬,而必归纳于大同,而仍日进究归于何所终极,则非今日之常识所可揣耳。第就今日之常识言,巫医合并,医卜联类,非甚蛮野,必不出口,其在伟人,或尚用祈祷医国,则或伟者自许玄学,返本蛮风,神经之病,无足深论。要之常识必由实验,屡次经验,始可云常。若人云亦云,习非为是,不可谓之识矣。叶君橘泉习医,素不主故常,早有科学知识,行医于其乡鸬泊,不立酬格,读书有所心得,辄投稿于上海诸医学会,以是函语往来,多不识面之医友。近年避乡村盗警,来双林赁居,相晤时多,每见其手录甚勤,而于所治病辄记叙其所经验,积时成册,于是自题为《中国医药卫生常识》。其意初非欲问世也,意在据现在一己所经验之常识,而与行医者相质证,且进而就正焉。余全不知医,乃属为引言,既受属,则安得无言,且不禁长言,盖亦据余现在一己之所闻所见于医者,与一己现在之知识,长言之不足而嗟叹之也。

中华民国廿一年冬月吴东蒙

目　　录

一、绪　言

我们中国医药卫生学确有悠久的历史,垂诸典籍,班班可考。古人逐步的发明是用实验的法则积久而成功的,绝对不是凭空的想出来的。

神农氏是一位植物学家。他创造种植,教民食五谷蔬菜,故对于植物类的百草观察得很细致,了解百草有却病益身的功能。初起本是用它服食养生,到后来就稍进一步,把百草拿来给病人吃,就称它为药物。看到《神农本草经》上常说久服"轻身延年",就是这个缘故。

初起药物为数不多,且大都系植物类,因此以药物书称为《本草经》。后来又经病人自己偶然发明了许多,到现在药物愈积愈多,便成为了一种"药物学"。

著者深信中国的医药完全是出于实验,就是方药也大多数是从单方而来,由病人从实验中发明出来的。这句话人家听了必要斥我凭空瞎说,所以我先举几个例子,以作病人发明药物的佐证。

从前有个病人,睡在床上没有药吃,热度很高,一天到晚昏昏沉沉的似做梦。在梦里吃了一顿西瓜,觉得非常凉爽。醒来的时间,口中尚是清凉有味。于是他就托人到市上去买了一个大西瓜,把它剖而食之,那发热烦渴的毛病,就不药而愈了。这病大概是阳明经热病。照张仲景先生的伤寒治法,本来是要用白虎汤。但是这病人为什么能巧到如此地步,不先不后在这当儿能做这吃西瓜的大梦呢? 这也并非是天神默佑,其中却有一层道理,与医理上倒是很有关系的。因为人生了病,身体本有一种自然疗病的能力便发生了作用,这种能力就是"抗病力",动物体内都具有,乃是天然生成的一种用来健时自卫和病时救济的功能。例如渴了想喝水、饿了想吃饭、胃里有热便喜冷、胃里患寒便喜热等,都是这个道理。医生用药亦无非适其所需,以遂其自然的机能。故西方学者尝说:"医者自然之仆也。"病人偶然发明药物,是身体内自然疗病能力驱之使然。

又有一个外国人(大概是个叫花子)患了寒热病,躺在一棵大树底

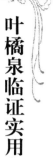
下。当他热度非常高的时候,口渴要喝水。恰巧这树的老根上因年深月久烂成了一个大窟窿,里面积了不少雨水。他也顾不得污浊,掬饮了一顿,而他的热病竟霍然若失。后来他告诉人家后,那般患热病的人都到大树窟穴里来掬水喝,喝了果然也都不药而治。于是逐渐传播开来,甚至轰动一时。外国人也很迷信的,都说这是圣水、仙水,竟有许多人到大树底下来祈祷。后来经人研究,才知这大树皮能治寒热病,这棵树名就是金鸡勒树,皮内含有一种成分为"奎宁",就是现在西医用以治寒热病的特效药"金鸡纳霜"。可是最先发觉这树皮有治寒热病功效的人,究竟要算这个生寒热病的叫花子。

再举一个例子。古时有一位庖丁,有一天在庖厨里削藕,偶然把藕皮落在血钵里,那血就不能凝固了,于是了解到藕既能止血,还能散瘀活血。像这样的偶然发明的事实是很多的,尚且不绝地发生在后世。我们依据这个理由而推究古时药物的发明,绝不是神农氏一个人,而是多数病人和留心观察事物的人逐渐发明的,积了不知多少年代和多少人的实验而成功的。话虽如此讲,然而中国第一个利用植物来使人民服食养生、却病延年的鼻祖当然要算神农氏。因此后人都知道神农氏是发明药物的老祖师了。

神农时代的药物,大概植物居多,矿物和动物还很少。据后人的传说,谓神农氏遍尝百草,能透视腹内的变化,甚至一日而遇七十毒。这大概是后人故神其说,穿凿附会,等于神话罢了。假使真有一个人遍尝百草,确定出它的性味,认出它是走哪一条经脉,而治某一种病症等的功效,那么我们中国医药的出发点,就有些不大妥当了,因为这太没有科学根据。世界上绝没有这样一个神圣万能的人。从前研究中医的老先生们多半是迷信"圣人"的,以为圣人可以创造宇宙,包办文化,甚至神奇古怪无所不能。历史上圣人所说的话,所行的事,谁也不敢说半个"不"字。现在中医退化到这般地步,原因虽然很多,我想那些迷信"圣人"的老先生们,至少要负点责任。著者并非是毁圣,曾读过章太炎先生"论药物的起源由于单方"一文,认为确有见地。故信仰中国的药物完全出于实验,在这一过程中,不知牺牲了几千万先民的生命,由试验推演而成功的一种有很久远历史价值的学问,不是一个万能的圣人所能单独创造出来。可惜后代的一些中医同道,只知死守旧法,不肯推究原理、温故阐新,于是失去了继续求进的机会。在现代欧风东渐的当儿,一般染成了洋化的朋友视外国的东西尽是珠玑美玉,国内的一切学术,悉属敝屣弃置,拼命地批驳中医的缺点,将其说得一文不值。其实医药的开端和演进,中外类同一辙,而且我国的医药早在数千年前已有相当的成绩,盖外国尚在草昧时期,而我国洋洋大观的《本草经》等著作已经面世很久了。

《黄帝内经》虽未必是黄帝所作,以祖述先民的经验为根据,故其内容之论病理、生理、针灸、汤药、治疗及四时的摄卫等等,确有精当的理论。这部书虽在数千年之前,其所论的学理,即便现代的新学说(西医自矜为最新发明的),也不能越出其范围之外。新生理学说"人身体温,用以调节血行,须要保持其常度,倘使皮肤触寒,体温即起而反抗以驱逐外寒,故外受于寒,身体就发热,此热乃是身体上自然驱病的能力"。人体如果强壮,病时发热也越甚。可是《黄帝内经》病能篇也说:"人伤于寒也,则为病热,热虽甚不死",这种理论,岂非古人久经实验之言。倘使没有实验,专凭着想象,绝不能有这样合理的论调。所以伤寒的初步,头痛不适,形畏风寒,身体壮实者,或加衣服而略作运动,遂能得汗而自愈,这就是所谓自然抗病机能的作用。假使发热不出汗,则是自然机能不能战胜病邪的缘故,须得以药物补助其成功。只消一服麻黄汤,就汗出而病愈了。最怕的就是伤寒不发热,这叫作虚证,即体温无力起反抗,那倒有些危险了。这个时候非大剂麻黄附子细辛汤不能为功的了。又天真论曰:"女子七岁肾气盛,二七天癸至,丈夫八岁肾气实,二八天癸至。"生理上的肾气,即生殖腺内分泌的荷尔蒙(系新发现的内分泌物质的译名)是人体内各脏器分工合作而制造成功的一种透明体,是最宝贵的东西。故无论男女至青春时期则皮肉丰泽,神采飞扬,色欲渐衰者则面色不华,精神委顿。古人有"肾为性命之根","肾受五脏六腑之精而藏之"的论说。因此我很信仰《黄帝内经》是一部有价值的伟大著作,内容包括"生理"

"病理""治疗""卫生"各门,论说都很精密。不过文辞深晦,而且残脱、错简的地方也是不少。我们现在要研读此书,必须用读古文学的眼光,兼具新世纪的常识,再把临床实验的经历和西医书籍的新说拿来反证古学的优劣,这样才能认识国粹医学的真正价值。

汉代有一部医书《伤寒论》是张仲景先生著的。他是河南南阳人,官长沙太守。时鉴于族人之死于伤寒者甚多,所以便发奋著书,说明一切外感病理的变化,定六经为病理的界线,采用伊尹成方(即"经方"是伊尹的汤液经方)其治疗方法,完全注重在辅助自然机能。病在外者则由表而驱之使出;病在内者则用攻而使之下解。病分表、里、上、下、虚、实、寒、热等八证。方药亦分汗、吐、下、温、清、和、补等七法。某病用某法,有一定不易的法程。《伤寒论》的凭证用药,同法律差不多。所以治国必须遵照完备的宪法而行;治病也必须遵照伤寒的法程而治。至于临机应变,治法在乎其人,故诊疗一切的外感(伤寒)病证,绝不能越出大论(《伤寒论》)的范围之外。仲景先生还有一部《金匮要略》,专论一切内伤、虚劳、风痹、臌膈和跌仆、刀创等杂病。仲景先生这两部著作是中国医书的正宗,因为他能祖述《黄帝内经》而集其大成,可以说是最纯粹、最系统的两部书。所以我国医界应以此书为主要学科的研究,如是则所学才有实用,遇病自然易治,病家能信服经方,那么自可不为时方俗医所误了。

唐代有位孙真人,号思邈,著有《千金方》,以及王焘著的《外台秘要》,都是演绎《黄帝内经》推用经方。这两部书也很有价值,因其不失为实验派的忠实信徒。

无论什么学术,先人发端于前,后人继续研究而愈益进步至于极点,才合进化的自然规律。何以中国医学竟违此自然规律而退化到如此地步呢?试详述如下!

我国医药学的出发点完全出于实验。既如上述,由实验结果加以推测,说明学理。这就是由归纳而演绎的逻辑原理。到了唐宋以后,学者相继而起,著书立说,何啻汗牛充栋。其时五行学说很盛行,潮流所趋,那一般著书者竟把实验的根据放弃了,专从五行八卦上凭空的"兜圈子"

发出许多理论来。自此而后，医书愈多，议论愈不同，歧分别派，纷争聚讼。如刘、李、张、朱四名家，所见各不同，而所长亦各异。刘河间主温热，长于凉泻；李东垣主脾胃，善用温燥；张子和主实邪，精于攻破；朱丹溪主补阴，善治下损。此四人，虽各抱偏见，想亦救当时之流弊，时势实有以造成之。然刘、李、张、朱所宗，尚不越仲景的轨范。其余的作者，或宗师承，或任己说，专以"五行"生克满纸翻腾，滔滔不绝，不重实际，喜务空谈。迨至清代，有苏州叶天士（大名鼎鼎的时医）创立三焦学说，什么温病从口鼻而入，什么南方无正伤寒，把一切经方摒弃不用，专用吃不死人也治不好病的时髦药。（时方）即陈修园所谓果子药（如果子露等饮料，随便什么病人都可以吃）敷衍病人；对发热恶寒无汗的太阳病，不用麻黄汤而用荆芥、防风；对于壮热谵语的阳明病，不用石膏、大黄而用犀黄（牛黄）、麝香。胃热神昏的病证，照叶天士的温热学说，称为逆传心包络，胞络即心囊。神昏的病证说是心热，一般稍有生理常识的人必能知其大错。神昏是"脑神经"和"胃神经"的关系，绝不是心包络的病变。我曾有过多次的实验，足可证明，往往遇神昏发热谵语的病证，他医用犀角（现用水牛角）、牛黄、至宝丹等类清心药无效，而我用承气汤或三黄三石等法以治胃热而挽救过来的病案，实已不胜枚举。这一层理由原不深奥，稍有生理常识的朋友，总该有些知道神昏是神经的错乱。脑是神经的总枢，而胃壁膜也满布着神经。胃神经和脑神经关系之密切，我们可以证诸平时。若食物过饱，则睡眠不安，且易致梦扰；在饥而欲食之时，若陡触恼怒，则忽不能食而忘其饥，这就是脑神经与胃神经相互影响的证据。热病归到胃肠里，胃神经被其熏灼而起了变化，那时脑神经的知觉也大起变化而错乱了。在这时候便可以认定是胃中热实积滞，宜用承气汤（大黄、芒硝等）；若胃中浮热散漫，宜用白虎汤（石膏、知母等），均不难一剂而愈。这一种学理是著者得之新说而证诸古方，并在临证时悟出来的，曾亲自试验，下过工夫，果得到多数的效验，所以知之甚详。因此我很佩服张仲景先生的《伤寒论》的方法，实暗合科学，故确信古人经方效力的伟大，无如叶天士一脉相传的"时方派"，到现在已经形成风气。

谁为中流砥柱而挽此狂澜呢？要知道时方派不懂《黄帝内经》《伤寒论》的真义,而诡说南方无正伤寒,不认六经的病理界线,不敢运用经方,而佯言古方不适宜于今人;于是一味不负责任用那种不相干的果子药,像今日用霍山石斛,明日用绿毛石斛,更方再换西枫石斛,耳环石斛……专就一种石斛,足够他更换许多花样,其结果,使病人不死不活。可惜病家缺乏或没有医药常识,他们反倒很欢迎时方派所用的和平药,便有一二头脑清明之医生,敢用经方。因社会积重难返,往往畏麻桂如蛇蝎,视膏黄若鸩砒,竟有与时势相格而不入之概。还有几种具有极大效力的药物,仲景用以攻坚陷阵、捣巢探穴之附子、半夏等,也都被时方派作俑。同时一般药肆无知,过事炮制,竟致丧失它原有的效能,其中原因,实是时医(苏派即叶天士派)欺骗病家的一重黑幕。因为他们惯用平淡的药味,而且知道那几种药(附子、半夏等)是有猛力的,若处方时永远不用这几味药,不免要暴露出他们的学问平庸;若用下去稍有不合,就马上可见危险,所以伪借精究炮制为名,将这一类药,教药肆泡七次或浸七天,甚至泡而又泡,泡至七七四十九次之多,必使泡之、浸之至于吮嚼毫无味觉而后用之。表面上虽然大书其淡附片、法半夏、漂干姜等,而实际上简直与不用相等。此种黑幕不能拆穿,一方面由于庸医欺骗世人,另一方面是由于社会医药知识程度较低的缘故。百姓患了疾病,既无眼光去鉴别医生之好歹,请了医生来,又不明了医生有没有认清病源的学力,只望他药味用得和平些。既无坏事,就可放心的吃一剂,哪里知道生病服药的目的原是拨乱反正,恃以出死入生的;病苟在身,犹之星星之火,可成燎原,服药望其随时扑灭,弥患于无形,才是天经地义的正当方法。若但求无过,不求有功,那又何苦要花钱去延医服药呢?世间最吃亏的事,无过于生起病来请个石斛医生(时方派中水平最低者),开起方子来,专门用石斛,不问他病的原因在表在里,他终脱不了鲜石斛、霍山石斛、铁皮石斛,换汤不换药的更换石斛的名称,并且随着病的进步,而加重石斛的代价。病家呢,只知道中药的价钱一服比一服高,以为郎中先生正在那里尽力替病人挽救,还不能见松,足见病症沉重难治,并且忍痛出高额代价吃这种无济于病的果子药而至死不悟,试问这些患者可怜不可怜呢?其实《本草纲目》上所述的石斛只有一种功效,就是滋养胃液,并不是万病相宜的药物。现在的时医诊治热病的当儿,提起笔来就是鲜石斛三四钱。热病初起本应当解表,而时医喜用有脂液的石斛,反把表热遏住。所以陆九芝先生在《世补斋医书》上说:用石斛太早,就是造成白㾦的原因云云,确有至理。总而言之,中国医学的退化,其根本在部分时医把有效的经方抛弃不用,以致现在外受西医的排斥,岌岌乎有难以自存的趋势。其罪责固不在经方而在时方,因为仲景于前的中国医学,纯粹出于实验,而仲景的学说也是洁然无瑕的。

东邻的日本,明治维新以后曾一度弃汉医而宗西医。后来一部分西医师渐知西医治疗法的不完善,又重新来研究汉方,改制汉药,将我国"经方"中所有特效药拿去,加以改头换面,并另立说明,号称新药,如半夏浸剂之治呕,远志酒之化痰治咳等,在临床应用时,果然效验如神。日本医学得占全世界第二位,绝非偶然,实属汉药之功。现在他们(日本)正在大力提倡重兴汉方医药,设立有皇汉医道会、汉药实验所等机构。不过他们佩服我国的医药,是佩服"经方"和仲景的学说,却不佩服叶黄之辈(时方)。从前日本有几位汉方学者,如吉益东洞、和田启十郎、丹波元简和现代的汤本求真等医师,都在中国的"经方"中下过苦工夫,所以日本的汉医古学已有相当的基础。不像我国现在反倒失却真传,相形之下,真是惭愧到极点了。国人的眼光和日本人完全相反。我国的自命新医者,竭力驳斥祖国医学;而一部分时方派的中医又伪言古法不宜于今人,都以为古旧书籍绝无丝毫价值,直可以等于废纸视之。日本人却不惜巨金从事搜罗。报载上海东亚同文书院收买中国医药古书,每年以数十万金之多。在最近召开的日本第八届医学大会上,武田药品工业第六代总经理武田长兵卫氏对中国医师代表汪企张、厉绥之等人这样说道,"敝公司自创办以来已有一百五十余年。初时专售汉药,与中国的药行无异。后因医术变迁,转而贩卖洋药。最近二十年来尤致力于研究汉药制造。今则试验部、研究所、制药总厂均经成立,规模初具,制品渐繁,仿造二字略可颖脱。今后敝同人等当本我所长，以独特之研究制品供给于诸先生之前，敢乞倍旧援助。又本人对于皇汉医药古书，立意竭力搜求，至今于日本国内及中华方面所购得者，虽已不下二千余部（值日金七万元），然以中华面积之大，本人实难一夕征集。素稔诸先生交友广阔，拟恳随时指示，以便向购而遂我素志"云云（节录《日本新医药观》二卷六期）。

日本如此关心我国古医学，而我国医药界人其头脑尚颠顶，一味敷衍，不肯速起研求经方，参究新理（惟古学可以汇通新理），以图中国医学之发煌，无怪日本人已先起而越俎代庖了。

近年来外埠医界同志起而提创"推崇经方沟通新理"之说，并不遗余力宣传医药卫生。著者亦曾随附骥尾，参加从事，只以社会医药之常识缺乏，时方流毒深中于人心，故一时不易见效。所以著者认为要促进中国医药发展，增进人类健康，宣传民众卫生，介绍医药常识，还是要用浅显通俗的文字，从普通社会百姓方面宣传，或者比较有效力。因此著者不辞鄙陋，将医药和卫生上应该注意整理改进的地方和必需的常识分段说明于后，供诸社会。希望普通社会百姓在平时修养摄生，知所遵循，病时延医服药，不致为庸医劣药所误。区区之诚，当亦为社会人士所共谅。惟著者学力浅薄，文辞简陋，还望医药界同志有以继起，匡我不逮，则抛砖引玉，当以为幸也。

二、医界常识

1. 注重经方

什么叫作"经方"？就是伊尹汤液经的古方，张仲景《金匮要略》《伤寒论》等书所列举的方法。因为当时配制成方的时候，古人曾经用过一番深切的实验工夫，以主要药物和辅助药物组合而成的方剂，所以经方的名称大都以主要药物命名居多，如麻黄汤、桂枝汤、葛根汤等。有时变化方法，如桂枝麻黄各半汤、桂枝二麻黄一汤、葛根芩连汤、苓桂术甘汤等。又如大青龙汤、小青龙汤、白虎汤、大承气汤、小承气汤、四逆汤……

都有一定的主治证候。按证用方亦有一定的法程,就是奇方、偶方、复方,君臣佐使,配合精当。一味出入,治疗的功效即大不相同。就像桂枝汤与小建中汤,仅差饴糖一味,桂枝汤治表虚有汗,小建中汤治虚痨内伤,它们的主治功效相差竟如此不同。如果我们能认清病证,按照条例处用经方,其效可以立见。日本的汉方医师很信仰中国中医经方的功效,他们曾经详细地研究,谓混合的煎剂已另具一种化合能力,与各药的单独成分不同,这是配合法度非常精密的缘故。虽至现在,确有使人敬佩的价值。著者对于经方尚少研究,不能尽量应用。曾有治疗成绩数例,确信经方功效的伟大,详述于后,以供研究。

第一例:病者男,金姓,年五十七岁,业农,住洪城鲍家兜(浙江省吴兴县,以下同)。

既往:素来无病,体格中等,信奉佛教,抱素食主义。

前趋症:二日前自觉头疼、恶寒、腰痛,次日即神识模糊,形状如醉,昏不知人。

经过:医用鲜菖蒲、紫雪丹等药,两服不效,反昏瞀鼾睡,蜷曲向壁而卧,推之不省,问之不答,气急,喉中有痰声。

诊断:脉微细而蜷卧,是伤寒少阴虚证。

治法:依仲景《伤寒论》法,寒伤太阳,体温无力起反射,谓之少阴虚证。《黄帝内经》上称为实则太阳,虚则少阴,照例用麻黄附子细辛汤。

处方:麻黄一钱、附子一钱五分、细辛一钱。

预后:一服而汗出热壮,蜷曲乃伸,神识亦清醒,改用芍药甘草汤,三服痊愈。

第二例:病者男,张姓,年二十七岁,双林镇西栅木匠夫,汤复兴烟店伙友。

既往证:体素强健,病发热至七八日不解,甚至神昏谵语,循衣摸床,烦扰大渴,而目赤舌焦。

经过:医用犀角(现用水牛角)、地黄、牛黄、至宝等服后不效,皆断为死症,谢绝不治,乃邀余诊,一决其早晚。

诊断:脉沉实,寸、关、尺三部悉有神韵,且很沉利,腹部触诊上脐觉有硬满,断为阳明实证。

治法:依照六经定例,施用大承气汤。

处方:生大黄五钱、风化硝四钱、枳实二钱、厚朴三钱。

预后:一服便通,初解下黑坚粪块六七枚,继下溏粪五六次,即热退神清而愈。

第三例:病者女,沈姓,年四十三岁,住善连可中桥。

既往:五六年前双目失明,体格丰肥,并无他病。

前趋及经过:咳嗽痰多,胁下痛,口渴,卧则气逆咳嗽更甚,曾服宣肺利痰之药二十余服,毫无动静。

诊断:脉沉而滑,舌苔白腻,渴不多饮,而小便欠利,断为支饮。

治法:用苓桂术甘汤合小青龙汤加减。

处方:茯苓四钱、桂枝一钱五分、白术二钱、甘草一钱五分、干姜一钱、五味子八分、细辛八分。

预后:服三剂良效,再出入原方调理,渐次而愈。

第四例:病者为六岁男孩,张姓,住鸬泊南庄兜。

既往:体格中等,素来活泼无病。

前趋及经过:因感冒咳嗽,甚至呕吐痰水,喉中抽掣如水鸡声,头痛形寒。

诊断:为肺伤寒。

治法:用麻黄杏仁石膏甘草汤。

处方:蜜炙麻黄四分、杏仁四钱、生石膏四钱、炙甘草一钱。

预后:结果佳良,两服而愈。

第五例:病者男,傅姓,年四十岁,双林江西永兴馆堂倌,籍贯江西。

既往症:自述素来身体壮盛,一年前患温热,因多服犀黄(牛黄),遂发泛呕、肉瞤、心悸,腰以下冷若浸水中,头眩面热,耳鸣,腹中漉漉鸣响,夜不能寐。

经过：病经十一月，服药数十剂，依然罔效。

诊断：脉沉候滑实，浮部小数，断为寒水停蓄于下，水气拒格，浮阳不潜为病。

治法：宜用真武汤。

处方：茯苓五钱、白芍三钱、茅术二钱、炮附子一钱、生姜三钱。

预后：八剂后腹如雷鸣，下利清水，悸眩冒等恙悉退，惟腰以下仍冷如故，改用术附汤十余剂。后用原法制丸给服，调治匝月始痊愈。渊雷附注：腰以下冷，当用《金匮要略》苓姜术甘汤，效更速。

经方治病，用之合拍，确可夺造化之神功，奏回天之奇效。其余实验案例，因限于篇幅，不便多载，阅者谅之。

2. 参究新学

居今日而言中国医学，既不得死守阴阳五行等空洞旧说，又不能抛弃纯粹古学而专务新奇。要知古时的学说，由经验而推测，是假定的名词，如表里营卫气血，分深浅的层次，三阴三阳六经，分病程的界线。因古时没有解剖学和显微镜，故其学说似乎有涉及空泛，更且文辞古奥深晦。如《黄帝内经》《伤寒论》《千金方》《外台秘要》等书，即使用极精细的头脑研读，尚有索解不得的地方，因此必须要借助新世纪的生理常识。我认为《内经·四气调神论》的四时卫生方法，侧重在生理自然的机能，拿现在的《生理学》，如呼吸、消化、循环、神经、淋巴、内分泌、泌尿、生殖系统等，用以反证古说，比较起来容易得到实际。但更须原谅古人，因古人所处的时代不同，完全以脑力从经验之中体会出来的论调，与科学昌明、工具充足的现代，当然无可比拟。如脑部中藏着神经，最容易受到感触，往往发生情志之病，在古时不曾解剖，又没有显微镜，当然寻不着神经系统的线索，只得假定称它为肝火——肝气。神经系统的病证，除了"镇静"（古称平肝）、"弛缓神经"（古称舒郁）的两种药物疗法外，最可靠的要算精神疗法了。古人早有经验，所以配肝为风木，隶于春令，以春生乐意为肝德，肝郁为病，尤重在怡情悦性，为根本上的原用疗法。即此可知古人所说的肝气,即现在证明的脑气筋(脑神经初译谓脑气筋)。肝气犯胃,就是脑气筋影响胃神经(此节在绪言中曾经说过)。中药的平肝舒气,就是镇脑以安神经,名称虽不同,功用实一致。谁说中西医学不能汇通呢? 只因一部分顽固中医死守旧说摒绝新学,抱残守阙不求进取;而西医亦不肯参究中国医学,反假借政治的权力抑压中医,中医亦起而反抗,形成中西如水火不能相投。于是务新的迷信西医,斥中医为陈腐;守旧的但信中医,畏西法如蛇蝎,致中西扞格,新旧相争,医药前途永无进步之希望。平心而论,学无止境,中西医学在今日之下谁也不能称为完善。西医无治法的病证,中医治好的很多;中医没医法的病证,被西医治活者也不在少数。事实俱在,不必掩饰。我们在医界一天,应负一天减除病人痛苦的责任。只求善能愈病的方法,何分中西界限。所以应该兼收并蓄,不但中医宜参研西学,西医亦应研究中医,以期中西贯通。西药来自外国,一国国民赖以救治疾病的药物绝不该永久依赖他人,金钱外漏尚在其次。在西医方面急救、注射、防疫等法,效力更为迅速。所以著者主张中西结合疗法,且曾用其法(中西结合治疗法)而获确实的效果。试记其例,以资佐证。

第一例:病者男,黄姓,年三十一岁,业机械匠,羊墟庙王家兜人(浙江省吴兴县,以下同)。

前趋症:流行性风火赤目,据自述目赤渐退,因与邻人口角相争,几乎动武,头即大痛。

现在症:头疼如裂,目珠肿突,辗转呼号,以头撞壁,呕吐,汤水不能进。

诊断:神经大受刺激而紧张,脑部充血,古说称谓肝火上亢。

处方:(中药)龙胆草三钱、大黄四钱、黑栀三钱、芦荟一钱、青黛三钱、川连一钱、黄芩一钱五分。

(西药)匹拉米洞(Pyramidon)(氨基比林,下同)0.5g,内服,一天三次。

巴毕那儿(Pavinal)1mL 皮下注射,结果佳良。

编者按:病者头痛呕吐,已有三日。经医生用泻肝火方剂,因大吐而拒药不受。余先注射巴毕那儿(Pavinal),略得镇静后呕吐稍止,方能再服中药。三四小时后大便得解,吐乃全退,惟头痛未已。再服匹拉米洞(Pyramidon),痛遂止。原方服两剂,除芦荟再服一剂痊愈。此病治愈的功效,全在龙胆草、大黄、芦荟等以泻其火而降其充血。但若无巴毕那儿(Pavinal)注射镇静,其呕吐不已则药不能入,安能收效。设专用西药,势必旋愈而旋复,因镇静止痛的西药只有暂时安抚的能力,没有根本解决的功效。

第二例:病者男,徐姓,年四十三岁,业商,善连蔡家板桥人。

前趋症:咳嗽,头痛,发热,无汗。

现在症:气急喘汗,神糊肢冷,脉细微,有遽欲衰脱之象。

诊断:伤寒过表亡阳,心脏衰弱。

治法:急救强心,徐图固脱回阳。

处方:地芰他命(Digitamin)100mg 注射皮下,二十分钟脉搏渐渐起有力,投以中药附子、桂枝、白芍、浮小麦、化龙骨等。

预后:佳良。

第三例:病者男,沈姓,男,年五十四岁,业农,善连秀才下桥人。

前趋症:小便闭而不通,左腰胯痛,服通利水道之药无效,用导尿管导出浑浊如脓之小便,胀痛较缓,身热炽盛,服生地、丹皮、赤芍等药,热虽退,腰仍肿痛如故。

现在症:瘠瘦特甚,不食不便,已有十余日。左腰胯漫肿,按之绵软,因病灶颇深,皮色不红不变。

诊断:化脓性肾盂肾炎,腰肾系化脓已成熟。

治法:专科谓脓在腰肾之间,不便开刀。余以 20mL 空针刺入抽取脓液约 70mL,再注以 Rivauoe 0.2％溶液 70mL,间隔一日而精神稍复,脓水稀少。又注以 Rivauoe 0.2％溶液 30mL,三日后眠食复常,肿痛痊愈。

处方：与以黄芪建中汤，十剂而愈。

预后：佳良。

三、药界常识

1. 改良炮制

我国药物确有独特的功效，西医既多艳羡，外人亦在搜罗。当归畅销于德国，麻黄见重于英美，远志、半夏已进入日本国家的《药局方》。现在欧美的药物学研究之进步，有一日千里之势。而我国虽有久远的历史和独特的药材，反而日形退步。其中原理，盖因外人能取其精华，去其糟粕，而我国恰得其反，弃其精华取其渣滓。

众所周知，药物的功效，全在它所含的"有效成分"里。但是这些成分，有的含在皮的滋液中，有的含在质的油液内，有的取其辛辣的刺激，有的用其芳香气味。所以古代方剂曾分别其煎服之法：发散药轻煎，趁热而服；补益药浓煎，继续而服；攻导药急火煎而顿服；有的病宜用散药，在饭后用水冲服；有的病宜用丸药，在空腹时用水吞服；桂枝汤服后必须吃热粥汤助其药力等等，无非是善用其法，欲发挥其药的特性。考药物的修治和制炼，原是古代本有的办法，如地黄蒸而为熟地，贵其滋汁浓厚；干姜炮而为黑姜，减其辛烈气味，俾以暖中止泻；麻黄去根节欲其力纯效准；虫类去头足减其杂毒……这都是极有意义的。惜乎后代变本加厉，几把药物的原有作用忘记了。药界的同志虽然守着"精选饮片""遵古法制"的店训，可是对于药物的炮制却并没有书本可据，只守着他们苏宁（苏州、宁波）两帮前辈先生遗下来的"真传口诀"，竭尽忠心地炮制他们的饮片，把这树皮草根出落得非常"漂亮"，就以为自问无愧，诚心可以对天了。其实"遵古法制"四字，究竟遵什么时候的"古"，有无根据，自己尚且不知，以意推测，或许就是清代"时方派"故弄玄虚，致使有功用的好药过事炮制，失却其真正效能。著者不敏，试将最重要的药物提出数种来讨论讨论，并希望药界的热心同志速将炮制的方法改良，而以《本草纲目》修治栏的修治方法作为参考的根据，庶毋大错。

【附子】

日本吉益东洞的《药征》曰："主治逐水散寒。"最近章太炎先生证明"附子能兴奋全身细胞，强心，而利循环系"，用于心脏衰弱、脉搏细微之际，远胜西药各种强心剂。因新开发出的强心剂都为一时性的刺激心脏，犹之鞭策疲马，屡起而屡踬。

而附子能兴奋全身细胞，在生理上给以自然恢复的机能。仲景制方每利用它兴奋利循环的特性，以救垂危诸证，称为回阳药。《本草纲目》修治法只云"用童便浸一宿，去皮脐生用，或入灰火中爆至皮裂，去皮切块用，谓之熟附子。"现在药店中的炮制，是把原来（四川出盐藏）的咸附子用水漂几十次，再把豆腐和水入锅煮几次，晒干，切成极薄的片，叫作淡附片，放在口中吮嚼毫无味道，其实这全是渣滓，还有什么效力？现在的时医有时也会写上淡附片三四分，这岂非滑稽可笑。著者遇到应该用附子之证，必大书特书炮附块二三钱。有几家熟识的药店，因为早经说过，配出来尚可得其功效。如遇不认识的药肆，说不定还要骂我为"野郎中"，言之可笑。

【半夏】

吉益东洞的《药征》曰："主治痰饮呕吐。"功能降冲，治呕吐不止，其效力在一切西药之上。所以现在日本的《药局方》已经将半夏浸剂列为要药，其有效成分全在麻螫的气味。但是麻螫太过，容易损喉，所以《本草经》列为下品，不若服食养生的上品药，是常服有益的。可是药物原要利用其特性来治病，取其特性而治其病，自然不必畏其猛烈。但是现在有一种制法，药肆称为亮片半夏，就是拿原来的半夏泡之又泡，浸之又浸，又恐浸泡之后，其粒（半夏系植物根类，其形如豆）酥松而散，故又放入许多明矾醃在甏里数十天，再在水中漂洗，换过许多次水，大概到吮嚼无味的时候，再捞起来，切成薄片（即亮片），薄薄如纸，雪白光亮，表面上看似精良，至于其有效成分只怕丝毫没有了。这个制法，不知他们根据什么"法"，是"古法"还是"新法"？只怕是无从考据吧。但一部分时医却是非常欢迎，临证处方时，什么"法半夏""宋半夏"……大闹其花样景。

中国医药卫生常识

231

我不知道是这些时医不了解半夏一药的究竟功用,还是这半夏遗渣另有特别的效用。著者不善故弄玄虚,遇着应服半夏的证候,还是用姜半夏或是清水半夏才有效。姜半夏是依据《本草纲目》的制法,因姜汁能制半夏之毒,所以用生半夏略为漂去滑涎,然后晒干拌入生姜汁,就叫作姜半夏。清水半夏是近贤盐山张锡纯的制法,即将生半夏用清水漂洗数次,去滑涎,尝之略带有麻舌味,晒干候用,颇有功效。

试述一往事为证。两年前我诊治一病人为腹痛呕吐清水,面目阴黄,已有四载,遍医无效。当时我诊得脉沉迟滑实,断为寒饮互结。处方用生附子、清水半夏、桂枝、茯苓、干姜等,嘱服八剂。讵知连服十剂,不见动静,因为感到奇怪而问其购药之处,据说"是从市上最负盛名的某某药店购来的",并且说"内有药二味,为药肆所无,而药肆人说'此药即有,也不能吃,恐怕吃坏人'。因我们素来信仰先生,所以不信其话。可是连吃了十服,仍不见松"云云。当时我无暇和他们细说,遂依照原方再写一张,嘱他到我所熟识的一家药肆中去购买,并且另附一信请该药店必照方配药,一切由我负责。于是该药店果照原方配给。三服后腹即大痛大泻,泻去清水半桶,呕吐遂止,痛亦渐缓,调理半月痊愈。或问服药后为什么反而大痛大泻呢?这叫作药后"瞑眩"。书云"若药不瞑眩,厥疾勿瘳"。痼疾用大药,必须见"瞑眩"方能奏功。庸人见之反生恐惧,往往功败垂成,殊为可惜。我所以能愈此痼疾者,全在病人信心坚固,否则亦难免功败垂成。事后询之药店,他们谓附子、半夏等烈药,同行各如此,必须漂浸至无味(越淡越好)才可出售,否则有失精制饮片的名誉。如果制泡不净,外观不好,只恐社会人士反以为货劣,故不得不如此耳。社会蒙昧,积弊难反,非从宣传入手唤醒群众不可。

【芍药】

植物根类,《神农本草经》谓苦平,李时珍谓酸平。我曾经仔细尝过,并无酸味,只觉稍有苦味。主治腹痛、拘挛、咳逆、下利,很有效验。药肆以其颜色欠白,泡之、漂之,将其汁液漂完,切成薄片,叫作打亮片,色白而光亮。颜色固佳,其本性已尽失。要知道药物用以除病,非装饰品可比。奉劝药界以重实际为是，不必考究颜色，致使病家不能得其除病之实效。

【吴茱萸、干姜】

吴茱萸主治呕而胸痛，干姜主治结滞水毒、下利厥冷，均靠其辛烈的刺激性味。医生畏其猛，常书淡吴萸、淡干姜，而药肆遂泡之、浸之，而至完全丧失其固有的功效。

【当归】

主调经而利血行，其功效全在挥发性之油，如用酒炒，则失了挥发油而效力遂减，故当归忌炒用。

【石膏】

主治烦渴而热，其主要成分为硫酸加尔叟谟、氧化铁、硅酸等，煅熟则含水结晶，氧化铁等均失去，只剩石灰钙土，性反收敛，不能作解热的应用。市上豆腐店以熟石膏代盐卤水而用，可知熟石膏用与盐卤水的功用相同，故须生用方有效，切不可煅煅。

【山药】

富含蛋白质，主治虚损气喘，仲景薯蓣丸用治虚劳诸不足证，即此药也。其功用在补养成分的蛋白质，所以山药忌炒用，忌久浸，炒之、浸之，失去其蛋白质，功力遂不足了。

【郁金】

主治血结气郁，而宣心窍，其质颇坚，其液颇浓，宜生切成片，浸之、泡之后切成亮片，则其功力全失了。

以上只是极少一部分，其他因过事炮制而丧失功效的药物，不胜枚举。总之，药物的过事炮制而失其真实功效，其原因一半出于一些时医的作俑，一半出于药肆的炫奇。而社会人士医药常识太缺乏，只知药物的外表色泽，而不问其功效若何，尤为不易改革之最大原因。其实颜色光亮货物未必皆真，性质和平，功效已失其半。尝见富有之家，患病时为安全起见，必同时延聘好几位医生，拟好几张方药，然后汇集拢来，决定弃取。其时轻妙的时方（果子药）多半可以当选，而比较高明的医生所开忠实而负责的"经方"（像麻黄汤、桂枝汤、大青龙汤、小青龙汤、大承气汤、小承气汤或白虎汤等）反被摈弃。因为那些富有之家平时也曾涉猎过汤头歌诀、药性赋等，半知不解的略记几样药物，尤其是迷信补药，所以一些时医用人参燕窝误杀了人家的性命，绝不受咎；而经方用大黄石膏救好了危证，只落得傻子医生的头衔。因此庸医专务迎合社会心理，时髦的药肆专考究形色而不务实际，甚至白的求其更白，不惜用硫黄来熏；黑的求其乌黑，竟敢用焦糖水来煮了。我国医药的退化，社会人士医药常识太浅薄也是重要原因之一，言之实堪痛心。

2. 改良丸散

"丸、散、膏、丹"原是治疗上的要品。古人制方，因时制宜，有时用汤药，有时用丸药，有时用散药，有时用膏丹。汤药取其荡涤之功，用以荡涤脏腑经络之邪；丸药取其缓攻，用以搜逐深远之邪。如张仲景的大黄䗪虫丸治干血，金匮薯蓣丸治虚劳诸不足，风气百疾等症。散药取其轻扬散达，如五苓散之分利，瓜蒂散之宣吐。至于各种丸药，其制法各有不同，有蜜丸，有水泛丸，有蒸饼糊丸，有的大如梧子，有的细如芥子，自应详细分辨以明其各有不同的效力。晚进药肆，每见将药之头尾零屑粗滓为丸散之料，且磨之不甚细，如此粗劣丸散几无化合的功能。所以一部丸散目录说的功效非常伟大，但用之不但无甚大效，而且有碍消化。著者认为配制丸散须择精良之原料，磨之极细，务使药物溶和，有化合之功能，才可不减丸散的功效和价值。试观雷允上的六神丸，并不是秘方，而功效卓著，盖以选材纯良，配制精细故耳。

3. 精究出产

药物的出产地最有关于治疗的功效。如厚朴以川产为良，橘红以粤品为贵，人参生于上党，茯苓产自云南，桂皮取诸热带，（安南）芪选诸北口。物性之于产地，确有转移其良劣的可能。例如桔产于淮南，苟植于淮北则生枳。桔与枳本同是一种，因产地不同而性质各异。而药物的治病功能在其特有之性质，苟移地而植，即丧失其特性。因此药以道地为贵，而药肆亦以"精究出产"为第一要务。但现在人心不古，赝品日多。

如黄连有伪品来自东瀛,贝母有膺货运自舶上,有人造的牛黄,有羊角冒充的犀角,茯苓生于云南多年的老松根下,乃松之精气盛而抑郁流泄于下,结为茯苓,故不抱根,离其本体,有灵芝之义,精气欠盛,止能附结本根,既不离本,故曰茯神。整个切片照之微有筋膜及切之其片自卷者为真。近来有一种镜片多以米粉(如茯苓末)假造混充。闻又有以米粉包裹松根造成,宜细辨之,可惜真的天然产品不多。其他产于临安、六安、于潜者种苓为多,其法用本地天然产鲜茯苓捣碎如泥,种于肥土茂松根下,越半年施肥料一次,至三年掘起,种苓外皮松浮而厚,肉松不结,色白无神,为次货。

【红花】

即红蓝花。原生于汴梁及西域两处,繁殖各地,迄今即场圃之中亦多栽植。深如大蓟色,甚清红,气味辛温。功能活血润燥,止痛散肿,通经化瘀。近有洋红花一种,产自日本,颜色淡黄,其味最薄,其质最劣。河南归德产者名散红花,尚称佳品。亳州产者品质略次。浙江宁波产者名为杜红花,品质亦佳。湖南产者品质相似。山东产者名为大散花,品质较次。孟河产者更次。河南淮庆产者名为淮红花,亦非佳品。又有片红花者,系由鲜红花压成薄片晒干而成,与河川产名为结子红花者,均用作染坊之原料。结子红花伪者以苏木研末和以面糊透搓成,其质甚劣。以上所述,评其品质,以杜红花最为可靠。

【沙苑蒺藜】

俗名沙苑子,苦温,补肾益精,滋阴明目。产于陕西潼关者为真,状如肾子,微带绿色。现在市肆有以红花子伪充者,贻害匪浅。在潼关外产者名潼蒺藜,形如腰子,饱绽性糯,味厚气香,沸水泡之有芬芳之气者为最佳。亳州产者为亳蒺藜,细瘦而性硬,泡之无香气,品质自次。山东产者为东蒺藜,色黄粒扁粗大,性质更硬,品质更次。扬州产者为草蒺藜(即红花草子),在蒺藜中为最劣,不堪入药材之选。

【天竺黄】

产于南海镛竹中,镛竹以干极大,又名天竹。竹黄是大竹的精液凝结而成,它的气味功用和竹沥相仿佛,惟不如竹沥之寒滑。《本草纲目》以竹作苼确系误书。李息斋《竹谱详录》云:"镛竹出广南,内空节可容二升,竹中有水甚清洁,溪涧四月后水皆有毒,惟此竹水无毒,土人陆行皆饮用之。至深冬则凝结竹内如玉者是竹黄。"又日本《竹谱》云:"竹实酥竹膏皆汉之天竺黄。"田中方南云:"此物系生于竹节间凝结物,大抵由纯粹玻石而成,在东印度、中国以供药剂之用。"《植物名汇》云:"若竹干过于坚密,则其节中滋液得太阳之温度而次第凝结之,故自然滴液如蜜,即古来所传竹实酥。"综观东西诸学说,其名虽有竹实酥、竹膏之异,其生成形态与李公发明亦相吻合,然亦足资参考,以补《本草纲目》之不详。余如大明云:"竹黄是南海边竹尘沙结成者。"宗奭云:"竹内所生如黄土成片者名竹黄。"马志云:"天竺黄生天竺国大竹中,今每有烧骨灰及蛤粉等杂之者。"闻之近人云,现有人造者,不独以蛤粉等制造,甚至用水门汀伪造者,可谓天良丧尽矣。然伪造形态易于鉴别,药界宜审之为是。

【化橘红】

按《岭南杂记》云"化州仙橘,相传仙人罗辨种橘于石龙之腹,惟此一株在苏泽堂为最,故梁氏家藏苏泽堂化州橘红",著有《橘红歌》(歌长不录)。或云,近龙井下有礞石,礞石能化痰,橘树得礞石之气,故化痰力更胜。产清风楼者次之,红树者又次之,其实非桔,皮厚肉酸,不可食,其皮厘为五片或七片不成双,每片真者可值一金。前朝每年所产,循例具文报上台,届期督抚差亲随跟同采摘批制,官斯土者亦不多得。彼土人云,凡近化州,得闻谯楼更鼓者其皮亦佳,故化州橘红赝者多,真者难得。关汲《岭南随笔》云:"化州署橘树年生十二子,以其皮入药痰立解,后为大风所折,即其地补植气味更殊。今称化州橘红者,率以增城各处所生香柚皮伪代之,气味温而烈,气虚及有火者万不可服。"《识药辨微》云:"化橘红近自广州来者单片成束作象眼块,或三十五片,两头以红绳扎成一把,外皮绿黄色,内腹皮白色,周身有猪鬃皮,此种亦能消痰。今名白毛红,又一种为世所重,每札十片如瓜,用化州印,名五瓜橘红。然亦柚皮所制,究之较真者远甚。真化州橘红煎之作甜香,取其汁一滴入痰盂内,痰即变为水,此为上品。"近今通行有黄色、绿色两种,均七岐对折,质薄有毛。黄色较绿色为贵,虽非真品,用于寒痰、湿痰尚效。凡属阴虚火热痰皆忌,误用反增剧,甚则咯血,不可不知。因柚皮颇燥烈,不如只用陈久橘皮较为稳当。愿医药界同志注意。

【黄连】

为治疗上之要药,随地皆产,且有野生、种植之别。惟四川野生为最佳,故名川连。兹将其产别形态,详别如下:

①四川峨眉山产者曰峨嵋连,芦软而绿,刺硬皮黄,切开空心有菊花纹,呈金黄色者,为最上品。

②潼州野生者曰潼州连,芦头中空而圆,有硬刺,色黄带青,头尾均匀,切开亦有菊纹,亦佳。

③马湖所出者,亦软芦硬刺,皮色青而带黑,首尾一样有节,均为佳品。

④紫岩沟、瓦屋二山出者,瘦小有蜂腰,皮毛柔软,软芦硬刺,亦佳。

以上皆野山出品。

⑤打箭炉出者曰水连,皮黑刺少,无芦头,有杈枝,色黄,略次。

⑥重庆种出者曰母珠连,硬芦而扁,头粗,尾细,色黄,更次。

⑦峒山种出者曰峒连,芦扁硬刺略软,色黄,切开空松者,亦次。

⑧四川石柱厅种出者曰味连,形如鸡爪连,亦次。

⑨嘉定管高庙所出者,曰嘉定连(俗名母连),种后五年出土,皮如鳞甲,肉色黄而带红,亦次。

⑩南川金佛山产者,曰金川连,芦长刺少,亦次。

⑪冈山种出者曰冈连。

以上为四川所出的皆次。

⑫云南野出者曰云景连,体松芦软,形似鸡脚爪,皮黑,肉色黄,亦次,种植者芦硬刺软,更次。

⑬广西产者曰新川连,皮光色黄,质重,断则淡黄色甚次。

⑭处州出者曰土连,皮色肉实心皆淡黄色,味虽苦却兼甜,亦极

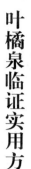

次劣。

⑮奇会江出者曰金连，形如母连，皮略黑，肉空松，乃马所食，不入药用，鸡屎连色黑细小，断则色绿而淡，亦极次劣不入药。

⑯近有日本产者，曰洋连，形色与川连相同，皮光而无刺，肉黄，取汁可为染色，故又曰色连，性更次劣，不堪入药。

自云连以至洋连俱属侧路伪品，服之甚为害人，望药界宜注意为幸。

【术】

种类甚多，云术肥大气壅，台术条细力薄，宁国狗头术皮赤稍大，皆栽灌而成，故其气甚浊，却少清香之气。当以浙江于潜野生名于术为第一，一名天生术，形小有鹤颈甚长，内有朱砂点，术上有须者尤佳，以得土气厚的缘故。据土人云，产县后山脉之横塘至辽东桥一带西流水四十里之术，方有朱砂点，他处则无。但野于术入口味甜，气极清香，总以白者为佳，以润者为妙。近有一种江西术，其形甚与野术相似，虽有鹤颈而甚短，其体坚实，其味苦劣，不可用。售货之家每以此混充于术，不可不辨。更有一种移植于于潜，人工栽灌而成者，名冬术，颗甚大，皮黄肉白无芦，亦有朱砂点，味甘兼辣，亦不甚佳。有带叶者，名带叶术，伪充野术，装玻璃盒官场赠为礼品，此皆侧路也。又有南京茅山出者，名茅术，亦有朱砂点，味甘辛，性糯，形瘦长有细须根，利湿药中用之亦佳。泗安产者形类茅术，性燥味甘辣，切片逾日起白霜亦次。惟术之种类甚多，就与于术有类似关系者，约辨数种，余概略之。

药物的名目颇多，种类又繁复，一一究其产地和形状，辨其良劣和真伪，实书不胜书。幸另有专门药书在，如李时珍之《本草纲目》及《和汉药考》等均详备无遗。只望忠实的药业同志们留心究察，不为药贩所误，庶不负著者的一番小小贡献了。

四、病家的常识

1. 撄疾卫生

兹将关于身撄小疾时候的调摄和卫生,述其概略,用为防微杜渐,或不无小补于医事。"疾病"两字,论者往往并为一词,以为"疾"即是"病","病"即是"疾",其实大谬不然。病之初起,尚未成病的时候叫作"疾"。"撄疾"就是身体稍有不适,在这时候就应该留心摄卫,才不致酿成大病。

①倘觉肚里不和,或恶心饱闷,就应该节制食物,最好静静的饿一天。

②如微觉感冒而头痛不适,宜稍作劳动,鼓动其血液循环,以助其抵抗力,俾得小汗而解。

③如伤风头重、鼻塞咳嗽,宜多加衣服、少食荤腻,兼作户外运动,或再吃些辛辣的刺激性流质物,像生姜茶、胡椒汤、橘皮汤等。

④如觉小有不适,自己尚不知是外感还是内伤的时候,不论何病,除炎夏热天之外,最好在太阳光中晒晒,因为太阳光线中有紫外线,能助人体生理机能以抗细菌与毒素,而消弭病患于无形之中。

⑤如肺脏有疾的时候,宜在清洁的空气中多行深呼吸。

⑥肝脏有疾的时候,宜多作适性的娱乐,盖古人所谓肝郁等,就是指精神方面患病,而精神快乐最能弛和神经,对肝病恢复有利。

⑦肾阴衰弱的时候,宜少近女色,远离房帏。

⑧如患胃疾,宜少淘闲气,少食生冷,多吃流质及纤维类的菜蔬等。

⑨消化迟钝的时候,就是脾疾,宜少食厚味,多食菜蔬。因中医所说的脾脏,即是包括消化系全部,厚味和笨重食物最碍消化机能,而菜蔬虽多纤维质,却可作抵抗摄生之助。

⑩有痔疾或大便艰难时,宜每日清晨服淡盐汤一杯。

⑪肌肉筋骨稍有酸楚,宜勤加运动少处湿地。

⑫皮肤患疾,宜多以皂水洗之,药皂水更佳。

⑬口腔患疾,宜常以硼酸水(硼酸 1‰加沸水 99‰)漱之。

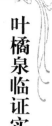

⑭目疾宜少揩擦,用汽水洗涤,并架眼镜以防风尘之掺入。

⑮齿疾,宜多漱盐汤,并以青盐擦之。

卫护之术有因时之异,因地之宜,而各不同,故《黄帝内经》有四气调神之论。因四时有寒暖之异,燥湿之殊,冲风冒寒固能致病,炙日渍湿亦必成患,要在善自知所避忌耳。

2. 看护须知

疾已成病,必卧床第。病者无自制之能,故除延医服药之外,尤须注重看护,盖病人之生命虽委诸医生诊疗医治,而半实操于诸看护者之手。我国医药制度,既无住宿医院,又无医生亲自给药之事。医生诊断处方之后,完全由家人自去调药看护。苟病家无知,往往因看护不得其法反而增加病人之病,致归咎于医药。兹将看护病人应注意的几点,写在下面:

①伤寒之初,医用麻黄汤或桂枝汤之时,宜添加衣被俾易以汗解。

②霍乱或腹痛呕泻等胃肠病,须停止饮食,免致加重其患。

③七情病忧虑悲恐等(精神系统疾病),务须慰其情、宽其怀,毋使其感受刺激致增其病。

④温热病如发疹及小儿痧痘等,热度高时,须注意清洁和空气流通,至于衣被盖覆,更须斟酌时宜,既不可太过,又不可不及。因此种毒素,原由里而达外,医生用药使其透解时,看护者只须注意皮肤不得直接触寒而使毛细血管收缩,以教病毒不得外泄为是。苟以重褥厚被紧盖病人之身,壅遏热气,以致细菌与毒素反向内攻,其害甚烈。尝闻无知病家,一遇发疹之病,惊惶失措,家人互相告诫,守护通宵达旦,甚至不管病体之程度与气候之温热,往往于炎夏之天,竟用丝绵被褥重盖病人之身,而至气喘汗流闷绝而死者,不胜浩叹。

3. 煎药法

服药所以治病,故煎药之法,宜加意研究,以增其治病之功效。试述其法如下:

①发表之药宜少煎热服,取其轻扬之气鼓动肌肤排泄之机能,多煎

则气散力薄,冷服则不能即时挥发。

②攻下之药宜急火煎,温服。

③补养之药宜慢火浓煎,则药之性味醇厚。

④麻黄汤须先煎麻黄去上沫。

⑤四逆汤、白虎汤等引热回阳须冷服,方不致与浮热相格拒。

4. 服药法

①肠胃病最好在空腹时服药。

②咳嗽病须在卧时服药。

③虚弱病须在食后服药。

④神经病须于临睡时服药,而服后令安睡片刻,不可扰动。

⑤活血治痛之药,服后宜令其缓缓行动以助药力。

⑥散剂药须冲服,宜药少而次多。

⑦攻里之药宜顿服,不可分几次而致衰其力。

⑧蜜炼丸药,宜润潮而后吞服,苟干燥太过,则反碍消化。

⑨芳香之药不可多煎,而服后不可食甜物。

⑩补益之药服后不可饮茶。

5. 择医法

患病延医,原是正当的办法,但须知有病在身的时候,无论轻重,都有左右生命的可能。当重病危急的关头,完全以生命付托医生之手固不必说,就是轻病小疾和大患初萌的时候,医治得法,可以弭患于无形。如其不然,星星之火可以燎原,轻微小恙转瞬即成为重候。就上而论,患病而求医,倒不可不慎,然而医生的良劣,择别亦颇不易。倘使一无主见,专凭亲友之所荐,信任不专,朝张暮李,杂法乱投,尤多误事。兹将医生的"学问""心术"与"行为"的表征做比较,作为辨别医生良劣的标准,附录于后。

叶橘泉临证实用方剂

附择医标准三项

1. 学术方面

①诊察不嫌其详，不敷衍塞责者。如：病属何种原因、何故、现何种证象、初起时怎么样、将来趋势怎样、如何是好现象、如何是转重征兆、应怎么样看护、应怎么调治……

②学术须不偏不弊，淹众取长，不抱偏私之见者。要不存偏私之见解，如：偏补、偏攻、偏信中医、反对西法或偏信时方、反对经方；要知道有虚实寒热而攻补温凉，既不得偏信，又尽有宜于西法的用西法；经方固能治大病，而轻浅之疾，亦有权宜时方的……

2. 行为方面

①和蔼而忠实，任劳任怨，有责任心而无名利心者。病者和病家固不知医理，医生须以诚恳的态度、忠实的心肠全力专心、负责以施治疗……

②不沾嗜好者。医乃精深之学，宜随时研究，每自学识与年龄并进，不沾嗜好则心无二用，方得毕生研求进步耳。

3. 心术方面

①不妒同道者。学愈浅则量愈狭，反之学养愈深则度量愈宏，虚怀若谷方为上乘。

②不秘所学者。学术公开，方得演进。怀宝自秘者，虽具薄技，亦不足取。

③不谄富而骄贫者。医为仁术，应不分贫富一视同仁。遇贫病交困者，医生尤应具恻隐之心，微贱下愚于病时往往不知自诉所苦，医生能体贴入微，善意治疗，斯为可取。

五、一般常识

1. 解释迷信的祈祷

病中的祈祷，固有很悠久的历史。在上古人民未开化的时候，用祈祷来代替医药,后来逐渐由聪慧的人发明针灸按摩,再进而发明医药,所以古之毉字从巫,孔子因有"人而无恒,不足以为巫医"之语。即希腊、印度等国古时亦往往以僧侣而兼医业,可见神道设教,实开医学之先河,中外原出一辙。当全世界人文未开化的时候,人们以为最不幸的疾病发生,必有一种病魔侵犯,致健康的人忽然失其常态,遂致坐卧不安,辗转反侧不堪其苦,恍若火焰满身,甚至意识蒙眬,如梦如痴,方为红颜美少,未几而变荒冢枯骨,其悲惨情状,殊令人出乎意想者。此种不幸之事,果天神所降之罪乎,抑鬼魔之作祟乎。因此宗教的迷信,充满于胸中,于是祈祷于神佛之前,乃自然的趋势,亦时代性之关系耳。当古代未开化时的所为,固毋庸深责。至二十世纪之今日,号为文明开化最早之我国,尚有患病而不服药,专以求神拜巫,以香灰为仙丹而延误时日,错过愈病之机会,终至医药莫救,坐而待毙者,不知几许,其愚诚可笑复可怜耳。

2. 急救暴疾的简法

急病暴疾猝然而来,急足延医犹恐不及,时机已失,往往回天无力,可见简便有效的急救方法为不可不知的常识。兹将最简便有效的方法列举于后,使人们都了解一点急救常识,以便仓促之间,得以救治而免耽误生命,当亦不无小补。试详述如下:

①"吐血或鼻血不止"——来势极暴,每见有血如潮涌,若血涌尽则死,此来最是危险。此时可急服男子热溺一碗,其血自止。有童便更佳,愈速愈妙。一方面往药肆购阳和膏两张(暖脐膏亦好),内加生附子细粉一钱,当门子一分,烘热贴足底涌泉穴(涌泉穴在脚底心,须略略向前,按之宛宛低陷者是),极效。渊雷附注:服男子小便,须择壮健无病之人。若曾患梅毒、白浊、麻风等病者万不可用其小便。

②"大流血不止,晕脱"——妇女经产崩漏及便血溺血,内脏血管破裂,流血不止,而有昏晕脱绝之虞,宜速用"醋炭熏鼻法"。用陈醋放小口钵内,再以焠红煤炭(铁锤烧红亦可),即淬入醋内,乘滚热之气上冲,令病者承以口鼻熏受,功能为提神醒脑,收摄气血,屡试大验。

③"中热"(西医谓日射病,炎夏长途远征,苦力赤日耕种及工作,猝

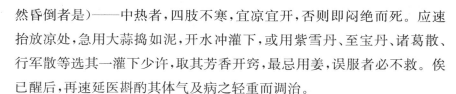

然昏倒者是)——中热者,四肢不寒,宜凉宜开,否则即闷绝而死。应速抬放凉处,急用大蒜捣如泥,开水冲灌下,或用紫雪丹、至宝丹、诸葛散、行军散等选其一灌下少许,取其芳香开窍,最忌用姜,误服者必不救。俟已醒后,再速延医斟酌其体气及病之轻重而调治。

④"中暑"——与中热之为日光逼射者不同,不必室外为然,因夏日暑气逼人,居处斗室或山崖茅舍,忽然面垢闷倒,汗流似泉,轻则心胸烦闷,时或昏瞀不醒者是,应速服香薷饮(香薷、厚朴、扁豆、黄连)。重则宜开泄,苏合香丸研灌之,过凉之药则不宜。

⑤"中寒"——四肢冰冷,猝倒,面白气冷,宜急用附子揩四末(手和足),口噤闭者危,急用生姜大蒜合捣汁,热汤冲灌下,再服附子理中汤,速再延医,处以相当方药。若偏涉寒凉之物,祸不旋踵。

⑥"中秽"——居处杂沓感触秽气,神昏模糊有似中暑,四肢厥冷又似中寒,惟必有呕泛痞闷难受之象,宜急磨服辟瘟丹一二块,再延医审其是否夹寒、夹暑、夹食……而施治。如夹食宜兼消导,夹寒宜兼温化,夹暑宜兼清解,可以藿香正气散加减治之。

⑦"霍乱初起、绞肠肚痛"——急用生姜片盖脐上,脐中填以五虎丹一二分(五虎丹方:生香附五分、丁香四分、上肉桂一分、倭硫黄一分、元麝香一分),姜片上以艾绒灸五七壮,痛可缓,极验。

⑧"霍乱初起、吐泻痞闷肢麻"——最好先磨辟瘟丹二三块,或十滴水一二瓶,再速延医治,倘吐泻脱水、目陷螺瘪、冷汗直淋的时候,必须服附子汤、四逆汤、白通汤等方,因附子能回阳强心救逆耳。然此时必用生附子或炮附子,若淡附子片断不能收效。

⑨"狂呕转筋"——最好用宣木瓜细粉入白兰地酒内炖热擦腿际。

⑩"急痧、噤口"——皆属危症,卧龙丹及开关散每皆力薄不效,最好用开关立效散搐鼻取嚏,有则生无则死,(开关立效散:闹洋花、灯心灰、荜拨、细辛、牙皂、杜蟾酥、麝香、白芷、百草霜、大梅片、金箔、朱砂十二味等分研细末密贮瓷瓶)。

⑪"昏晕"——普通昏晕,可以额际鼻端擦永安堂虎标万金油,惟只

可外搽不可内服。

⑫"吸纸烟中毒"——纸烟中含有尼古丁等毒质,多吸不宜。中其毒者,头目昏晕,心中烦恍,用白糖汤饮之可解。(中雪茄烟毒者亦可用此法)

⑬"烟火闷晕"——如消防队救火或其他因失火而致烟闷窒息欲死者,可用生萝卜汁、生藕汁、地栗汁、梨汁等多量灌之,即苏。

⑭"食河豚中毒"——如确系中河豚之毒,不论毒之浅深,可即用樟脑末化成一百倍开水灌之,可以起死回生。渊雷附注:多食橄榄亦效。

⑮"中鸦片毒"——如吞食生鸦片以自尽者,即灌以磺氧水(磺氧又名硫酸亚铅,西药房有卖)取吐。但此药只有引吐之功而无化毒之效,法以三分置碗内,将温开水冲服,续服温开水三四碗,以涤其胃腑中之毒。倘不呕,再投三分,扶而行走,使烟毒和水涌出。切勿多服,然后再速延医治之。

⑯"中砒霜毒"——即用防风研末,冷开水调服,中毒重者,防风末(防风研成末)可用至三四两方效。

⑰"中煤气昏闭者"——可参照烟火闷晕急救法救之。

⑱"冱寒冻僵"——冰天雪地之时,穷民无衣御寒,往往不胜酷寒而冻死。亦有严寒之天,猝然落水,冻僵而几濒于死。苟胸中微有温气者,即可设法,唯第一不可骤近火,一近火则不救,最需注意。先用生半夏末吹入鼻中,继用炒热食盐置夏布袋内,频频慰其心腹,冷则换之,候目开气转,即以温酒生姜汤徐徐灌之,继饮以糊粥,惟不可太热,恐伤齿舌。若其人初冻僵时,展唇微笑者,必须急掩其口,否则大笑即死。

⑲"吞金"——即用泥土调熟猪油搓成丸如梧桐子大,吞服三四十丸或六七十丸,其金即从大便而出,或用不切断韭菜制成面饼五七枚,食之亦能使金从大便而出。

⑳"误吞铁器铁钉"——不论长幼,用木炭研末调米粥二三碗食,炭末必裹住铁物而从大便泻出,奇效。

㉑"吞服硝镪水"——急用小苏打冲水(小苏打西药房有售)一二大

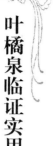

碗，或肥皂，或墙壁上石灰刮下冲水热服均效。盖锱水酸类之毒，一遇碱性之药，即变为盐类。苏打、肥皂、石灰均有碱类，故能解锱酸之毒。若必待医生至，则时机一失，即难挽救了。

㉒"吞服红头火柴中磷毒"——即用豆腐浆尽量灌之，或生鸡蛋清，或生石膏，打碎三四两煎浓二三碗灌之，则其毒不致蔓延，再速求医诊治，危险自必较少了。

㉓"中铅粉毒"——铅粉毒亦足伤生，可用麻油调蜂蜜服之良佳。

㉔"中烧酒毒"——即用冷水（有井水更妙）浸其发，再用旧布浸湿贴在胸膈上，或井底泥摊其胸上，再用冷开水调绿豆粉灌之可解。

㉕"中蟹毒"——用苏叶煎浓汤服之可解。

㉖"中鳖毒"——服盐汤一大碗可愈。

㉗"食豆腐胀塞"——凡病后消化力不足之人，偶饮豆腐浆或多食豆腐而胸脘疼痛胀满者，用萝卜煮汤或萝卜子煎汤亦可解，因豆腐一遇萝卜，即失其凝聚作用之故。

㉘"突然昏迷"即"脑充血"——常见有人因口角纠纷，或大怒悲恐，忽然扑地昏迷，此时当速解其钮带，用冷湿毛巾置头胸各部，再饮以白兰地酒，如重者可用紫雪丹一分调水灌之。

㉙"跌打负重受伤"——当先服七厘散，用绍兴酒调下，如受伤咯血者，速服人溺一大碗及白糖汤数碗，则不致败血冲心。

㉚"中风猝倒"——牙关紧闭，急用皂角二钱，细辛五分，共研细末吸少许入鼻中，有嚏则可救，再速延医治。

㉛"滚油烫伤"——用生鸡蛋清调绍兴酒敷伤处最妙。或速将患部浸入冷牛奶中。

㉜"房后中寒，腹痛欲绝"——此真正夹阴伤寒也。先用活鸽子，将鸽腹剖开，入当门子一分乘热紧贴脐腹，睡卧数时，则人腹之寒传入鸽腹，其痛自已，同时可将生姜、葱白捣烂，热酒冲服一二盅，汗出即愈。

㉝"误食辛热有毒之物忽然喷血"——急用生萝卜汁或鲜生地汁饮一大碗，再用大黄、川连、甘草、银花煎服，以解热毒，然后即速延医诊治。

㉞"中一切食物毒"——闷塞胸脘,欲吐不得,欲泻不能,闷瞀昏乱,窒塞欲死,即用炒焦食盐泡汤,尽量灌服取吐,得吐更佳,不吐亦可。因焦盐既可催吐,又能制止胃中食物之发酵,故效,然后再速延医诊断而施对症的治疗。

㉟"普通的一般解毒法"——但觉胸腹不快,可用黄豆试之,口嚼黄豆不觉呕吐者是中毒,可先取其吐,急用升麻五钱煎浓汁灌服,以手指探喉取吐而解。再可用绿豆、生甘草水煎服即解,绿豆甘草解毒功效极大,凡一切金石、草木、砒鸩诸毒都可用以救治的。

六、结　　语

著者撰本书的用意,是介绍普通社会的一些医药卫生常识,并忠实地和医药界同志商榷一些改进的问题,所以不谈学理,只取浅显的语词和切近的常识贡献于社会。希望国医、国药逐渐趋向整理和改进的途径。著者深信汉代的医药学说最为纯粹可靠,故在临床上一直提倡将《伤寒论》《金匮要略》两书中的处方作为重点,也就是从仲景医学着手,研求其治疗的精理,再把近世的新兴科学来做证明的工具,一面希望社会人士明了中国医药的意义和摄卫的常识,那么治疗的成效才会更好,国医药的声价或可因而增进。前几段因为深信仲景经方效率的卓著,而部分时医皆畏不敢用,都以轻便的时方敷衍,故不得不指斥"果子药"(一部分时方)的妄谬。又因一部分生药过事炮制得失去药效,不得不指责药肆的陋习。请读者原谅我这一点愚诚,勿加深责。著者所抱的主旨,只求有利群众,当然顾不得其他的一切。全篇内容为我十几年来读书治病时所感,以为医药界及病家必不可少的常识和注意点,虽曾经断断续续地发表于上海《医界春秋》月刊,可是未成专书。今蒙蔡原清先生的勖勉,谓此有利于社会之举,应速付梓,可不计辞之工拙,于是不辞浅陋,整理付刊。其中除以曹氏《药物辨伪》为研究"药物出产"之蓝本外,其余悉从读书临证所得,或可免抄胥之讥。至急救暴疾的简法,大半曾经实验,且系得之孤本,若普通套方,概不取录,深恐施之实际,不但难奏功效而反贻误病机,故不求其多,宁取其简。尝见新出医药书籍,尽有巨篇宏著,观其广告所谓万病能自医,究其内容,皆抄袭坊间旧本,不分精粗,大都以误传误,稍有不慎则贻误非浅。本书对于这一点,力求避免。故除介绍一些平易的卫摄方法和医药常识之外,只列急救一门,其方务取简易可行,以备疾病初起、猝不及医的时候用为救治,但仍须迅速延医诊治为是。因病有不同的原因,人有不同的体格,并且同是一病往往有种种不同的证候发现。医书上的普通单方药剂,其所治以病为主,如霍乱、疟疾、痢疾、伤寒、暑湿等。但是医生诊治尤贵据证投药,认证既确,处方自必获效。如张仲景先生所著的《伤寒论》,内有一百一十三方,其所主治的都是伤寒范围内种种不同的变证,对证发药,是国医专长之特点,乃汉代医家所独创,数千年来维持不敝,至现在不为西医所推翻,尚能屹然自存者全赖于此。不若西医的用药,简单,专对于病,如金鸡纳霜的治疟,不分疟之寒热虚实,一概予以该药之清热杀菌。若遇少阳证之往来寒热,如疟状及牝疟、温疟等均属无效。因为这个缘故,社会人士大都非医学专家,读医书以求增进医药常识当然不错,苟使看了一二种医书,就信以为能,自作聪明,跃跃欲试,实属危险万分。故研究卫生,喜读医药书籍者,务须多看几种,彼此比较,默审其内容,详辨著者的用意和主张的理由,才能不为读书所误。取其长而弃其短,择其精而遗其粗,不为偏见所误,不为新说所炫,即此悟彼,以彼证此,这是著者的读书方法,也是读书常识之一,乘便把它做一个介绍。因为读医书不比读其他宗教等书籍,信仰可以自由,倘医家偏执己见,必至误及病人,故著者今后拟从事于精研古籍,上自《本经》以迄汉唐《伤寒论》《金匮要略》,王焘《外台秘要》,巢元方《巢氏病源》(又称《诸病源候论》),沈金鳌《沈氏尊生书》及后代刘、李、张、朱、洄溪、九芝、修园等书,更迭研索,并将会心所得摘录精义,注以己见,附以临床经验,集成巨帙,颜之曰"存济医庐读书心得"用备自检,以觇治医之进程,并以自励而免为学之惰废,即刻着手,日积月累,若有所成,或许可与读者诸君见面耳。

增纂国医新辞曲序

吴稚晖先生有言曰:"一国之文化常与辞书相比例。盖辞书者,聚各种学说而理解之,用科学方法编辑之,为学者必不可少之工具。"诚哉是言,实亦治学者之通例也。即以吾国医药学术而论,又何独不然。考吾国之药学,发源最早,迄今已四千余年,其间经过可分为四个时期:自神农尝百草以疗民疾,为国药之发现时期;至汉平帝纪,始见《本草纲目》,历后汉魏吴以迄宋元,于是有《本经》《别录》《藏器》《本草拾遗》等,接踵而起,是为国药进步时期;至明李濒湖著《本草纲目》,收罗至二千余种,辨其性质,详其功用,是为国药极盛时期;自清以降,《西医略释》《西药大成》等,间有论及国药者,是为国药之西说输入时期。自民国以来,作者与作品尤为繁伙,此吾国历史之大略也。研究药学者,先宜考其源流,次宜定其方法,征诸近世治药学之通例,其方法有四:①正名物;②考产地;③定性味;④识功能。以上之四点为治药学者必要之条件,第二、三、四点姑置勿论,尤其重要的是第一点,兹约略言之。

吾国所用之国药,虽包括动物、植物、矿物三类,而天然植物居多数。以天然植物各有科别之不同,其异名之繁多者,即植物学专家间有难识,况初学者乎。此国医辞典之所以急需也。良以吾国《本草纲目》,专籍虽多,时至今日,用科学方法编辑之国医辞典尚不多见。其已经出版,就余所知者,仅有汪讱庵氏之《中国药物新辞典》及赵公尚氏之《中医大辞典》。江书内容简明,虽有益于学者,然犹未能满余之希望也。

叶君橘泉为余多年神交之益友,曩余任《南京医药联合会月报》主编时,叶君常以大著见助。其学理之精深,文字之畅达,久已蜚声医界,无待余之介绍。今叶君为加惠学者起见,特辑《增纂国药新辞典》一书,其内容博大精纯,所余以谓上述四点必要之条件,不谋而合,洵堪称中国药物学之府库者也。

郭受天谨识于首都

249